von Rosen/Schikora

# UND DIE **NATURHEILKUNDE** HAT DOCH RECHT!

Dr. med. Jürgen Freiherr von Rosen
Oliver Schikora

# UND DIE
# NATURHEILKUNDE
# HAT DOCH RECHT!

Plädoyer für eine sanfte
und wirkungsvolle Heilkunst

Verlag Parzeller

IMPRESSUM

ISBN 3 7900 0379 4

Fotos: Matthias Hoch, Gerhard Hehn
Layout und Gestaltung: Christine Schikora
Gesamtherstellung: Parzeller Druck- und Mediendienstleistungen, Fulda


Der Inhalt in diesem Buch ist von den Autoren sorgfältig erwogen und geprüft, dennoch kann eine Garantie nicht übernommen werden. Eine Haftung der Autoren ist ausgeschlossen.

# INHALTSVERZEICHNIS


VORWORT .......... Seite 6

NATURHEILKUNDE
AUF DEM VORMARSCH .......... Seite 10

GESUCHT UND GEFUNDEN:
THERAPIEN UND IHRE WIRKSAMKEIT .......... Seite 18

Akupunktur – das Geheimnis der feinen Nadeln .......... Seite 22

Homöopathie – kleine Kugeln, große Wirkung .......... Seite 32

Fasten – Gesundheit liegt im Darm .......... Seite 46

Kneipp-Kuren – kalte Dusche, warme Füße .......... Seite 56

Schröpfen, Blutegel und Aderlass –
kleiner Ritz, große Wirkung .......... Seite 66

Pflanzenheilkunde – die Kraft der Natur .......... Seite 78

DAS MODELL „DR. VON ROSEN" .......... Seite 88

NATURHEILKUNDE IN DER PRAXIS .......... Seite 98

Migräne – der bohrende Schmerz .......... Seite 102

Heuschnupfen und Allergien – Plagegeister Pollen & Co .......... Seite 109

Chronische Müdigkeit – das rätselhafte Phänomen .......... Seite 116

Biologische Krebsbehandlung – die sanfte Ergänzung .......... Seite 122

Volkskrankheit Rückenleiden – das Kreuz mit dem Kreuz .......... Seite 127

SCHLUSSWORT .......... Seite 134

DIE AUTOREN .......... Seite 136

QUELLENNACHWEIS .......... Seite 138

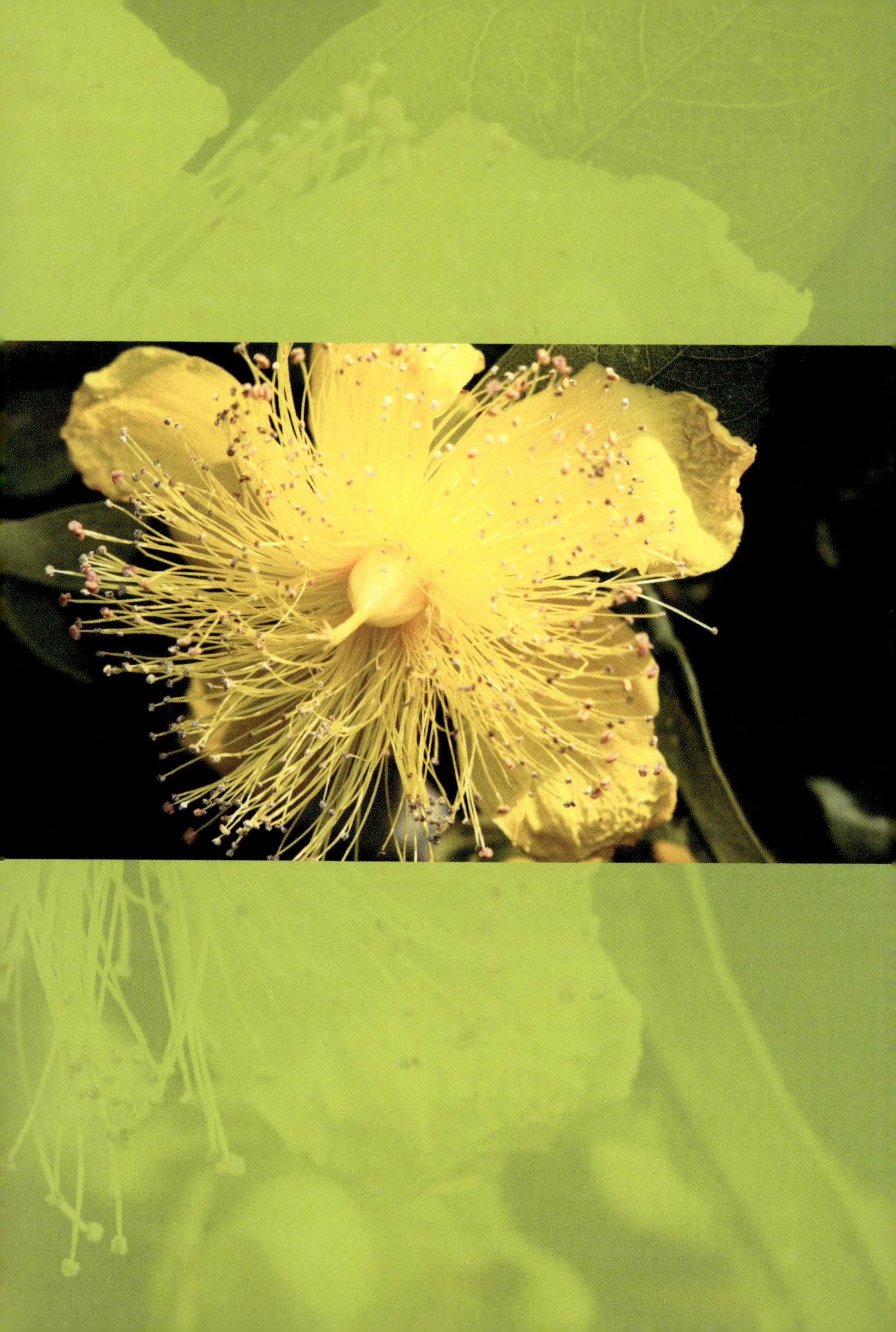

# VORWORT

Das Verhältnis zwischen Naturheilkunde und Schulmedizin ist seit Jahrzehnten von Misstrauen geprägt. Die Schulmedizin wirft der Naturheilkunde vor, nicht wissenschaftlich nachvollziehbar zu arbeiten; die Naturheilkunde wiederum wirft der Schulmedizin vor, nicht den Patienten als Ganzes im Auge zu haben. Beides ist in seinen krassen Ausprägungen falsch. Denn längst haben sich in den vergangenen Jahren Berührungspunkte ergeben, die eine Koexistenz beider Richtungen durchaus zum Wohle des Patienten ermöglichen. So wurde zum Beispiel mit dem Dialogforum „Pluralismus in der Medizin" – durch den Präsidenten der Bundesärztekammer, Professor Dr. med. Jörg-Dietrich Hoppe, im Jahr 2000 initiiert – ein Dialog zwischen den Vertretern der unterschiedlichen medizinischen Richtungen in Gang gesetzt, der sehr ermutigend ist: auf gleicher Augenhöhe und mit dem Ziel, Schulmedizin und Naturheilkunde zum Wohle der Patienten miteinander ins Gespräch zu bringen.

Auf gleicher Augenhöhe will dieses Buch einen Einblick in die Naturheilkunde und die in vielen Bereichen auch wissenschaftlich erwiesene Wirksamkeit ihrer Therapien geben. Die Autoren haben gesucht und gefunden: Es gibt sie, die wissenschaftlich anerkannten Nachweise, dass man mit einer Akupunktur-Nadel Schmerzen lindern oder mit einer Kneipp'schen Anwendung Grippe vorbeugen kann. Und dabei ist eines ganz wichtig: Nebenwirkungen gibt es bei naturheilkundlichen Therapien quasi nicht.

Die steigende Beliebtheit der Naturheilkunde in der Bevölkerung – das Allensbach-Institut stellte in einer Umfrage im Jahr 2002 fest, dass 61 Prozent der Deutschen Naturheilverfahren anwenden – hat auch damit zu tun, dass die Patienten an die Wirksamkeit der sanften Medizin glauben. Dieses Buch zeigt, dass dieses Vertrauen der Patienten einem seriösen naturheilkundlich tätigen Arzt gegenüber absolut gerechtfertigt ist.

Längst ist es einem guten Schulmediziner klar, dass er sich ebenso naturheilkundlichen Verfahren zum Wohle des Patienten öffnen muss, wie es einem seriösen naturheilkundlichen Arzt klar ist, dass auch er seine Grenzen kennen muss und manchmal nur mit schulmedizinischen Methoden helfen kann.

Dieses Buch möchte einen Beitrag zu dem von Ärztekammer-Präsident Hoppe gewünschten rationalen Dialog zwischen Schulmedizin und Naturheilkunde leisten und zeigen, dass es sich lohnt, offen und ohne Vorurteile die Naturheilkunde in das Therapiespektrum einer Praxis oder Klinik aufzunehmen – denn im Mittelpunkt sollte immer der Patient und dessen Wohlbefinden stehen.

Die Frage, ob denn nun Schulmedizin oder Naturheilkunde besser ist, stellt sich eigentlich gar nicht. Die viel wichtigere Frage ist nämlich, bei welcher Krankheit es für den Patienten besser ist, sich schulmedizinisch oder naturheilkundlich behandeln zu lassen. Es ist unter Umständen manchmal sinnvoll, das eine zu tun ohne das andere zu lassen.

Aus den unterschiedlichen Standpunkten einen Glaubenskrieg zu konstruieren, schadet vor allem einem: dem Patienten. Der steht in der Naturheilkunde genauso im Vordergrund wie in der Schulmedizin und ihm zu helfen, sollte immer an oberster Stelle stehen. Frei von jeden dogmatischen Befindlichkeiten.

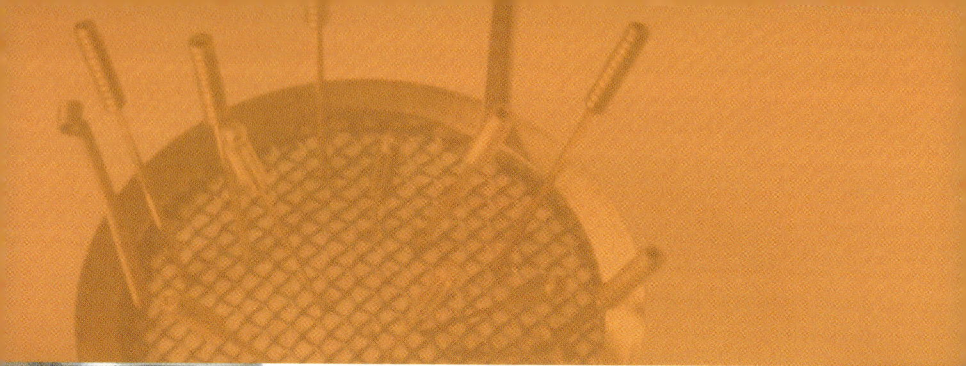

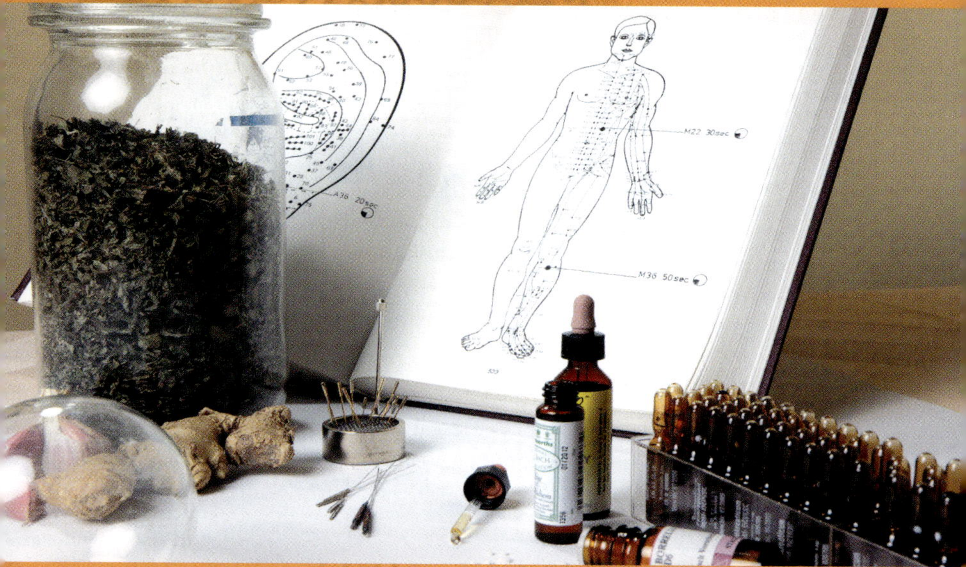


„DER ARZT PFLEGT,
DIE NATUR HEILT."

HIPPOKRATES

# NATURHEILKUNDE AUF DEM VORMARSCH

Schon der griechische Philosoph Epiktet (50 bis 138 nach Christus) wusste vor gut 2 000 Jahren, auf was es wirklich ankommt: „Alles, was der Natur gemäß geschieht“, so soll er geschrieben haben, „geschieht richtig.“ Damit trifft der griechische Philosoph auch heute noch den Nerv der Zeit: Die Naturheilkunde ist auf dem Vormarsch. Vor rund 30 Jahren vertrauten laut einer Studie nur gut die Hälfte der Bundesbürger naturheilkundlichen Behandlungsformen. Heute greifen mehr als drei Viertel aller Deutschen bei leichteren Erkrankungen auf pflanzliche oder homöopathische Mittel zurück.

In Praxen und Kliniken ist die Naturheilkunde ebenso auf dem Weg vom Stiefkind zum gleichberechtigten Partner. Im Jahr 2004, so Professor Dr. Jörg-Dietrich Hoppe vom Dialogforum Pluralismus in der Medizin, hatten 44 000 Ärzte – elf Prozent aller deutschen Ärzte – zu ihrem Facharzt eine Zusatzqualifikation aus dem Bereich der so genannten Komplementärmedizin, also der Naturheilkunde. Dabei handelt es sich vor allem um Homöopathie, Naturheilverfahren und Chirotherapie. Mehr als die Hälfte der niedergelassenen Ärzte verwendete auch naturheilkundliche Methoden bei der Krebsbehandlung – vor allem deswegen, weil es von den Patienten nachgefragt wurde. Und die deutsche Ärztegesellschaft für Akupunktur geht zudem davon aus, dass fast 30 000 Ärzte

### ÄRZTE IN DER NATURHEILKUNDE

Zirka elf Prozent aller in Deutschland tätigen Ärzte haben eine Zusatzqualifikation im Bereich der Naturheilkunde. Die 44 000 Mediziner sind vor allem im Bereich der Homöopathie und der Chirotherapie tätig.
Bis zu 30 000 Ärzte wenden in ihren Praxen Akupunktur an.

in Deutschland mindestens gelegentlich Akupunktur bei ihren Patienten anwenden.

Nicht zu unterschätzen ist der Markt der pflanzlichen Arzneimittel und Homöopathika. Pflanzliche Heilmittel bringen den Herstellern nach einer Schätzung der Weltgesundheits-Organisation der Vereinten Nationen aus dem Jahr 2003 weltweit 60 Milliarden Dollar jährlichen Umsatz.

## DAS BESTE AUS BEIDEN WELTEN

*„Wer in der Heilkunde das Vergangene nicht ehrt und immer nur nach dem Neuen schielt, der täuscht sich selbst und die anderen."*

*Hippokrates*

Immer mehr Kliniken auf der ganzen Welt haben sich entschlossen, nach den Grundsätzen der Naturheilkunde zu praktizieren – aufgrund der nachgewiesenen Wirksamkeit vieler naturheilkundlicher Therapieformen. Und zwar nicht nur in Asien, sondern auch in westlichen Ländern wie den USA oder Deutschland. In Amerika hat zum Beispiel das Griffin Hospital in Derby im Bundesstaat Connecticut, ein 160-Betten-Haus, das mit der renommierten Yale-Universität zusammenarbeitet, die Naturheilkunde als ganzheitlichen Ansatz in der Arbeit mit den Patienten in ihr Konzept integriert.

Ein weiteres beeindruckendes Beispiel sind die Kliniken Essen-Mitte. Unter dem Motto „Das Beste aus beiden Welten" hat Professor Dr. Gustav Dobos mit der Universität Shanghai für Traditionelle Chinesische Medizin eine Kooperation geschlossen. Professor Dobos hat einen Lehrstuhl für Naturheilkunde und Integrative Medizin inne und unterrichtet rund 170 Studenten in der „sanften Alternative" zur Schulmedizin. Der Internist Dobos kombiniert die Schulmedizin mit der Naturheilkunde und erhöht dadurch in vielen Fällen die Wirksamkeit der Therapie für den Patienten. Er möchte so kostengünstige und effektive Therapien entwickeln – „das Beste aus beiden Welten“ im Wortsinne.

## EMPFEHLUNG DER WHO

Die Weltgesundheitsbehörde der Vereinten Nationen, die WHO, empfiehlt nachdrücklich die Naturheilkunde, wenn sich zeigt, dass die Therapien nachweislich wirksam sind und den Patienten helfen. Die WHO fand unter anderem heraus, dass gut 80 Prozent der Menschen in Afrika komplementäre Medizin als erste Quelle zur Lösung ihrer medizinischen Probleme erfolgreich nutzen.

In Frankreich nutzten 75 Prozent der Bürger die Naturheilkunde wenigstens ein Mal in ihrem Leben und in Deutschland wird von 77 Prozent der Kliniken, die in der Schmerztherapie arbeiten, Akupunktur als Therapie erfolgreich angewandt. Es gibt laut WHO eine weitere Studie, die besagt, dass 95 Prozent der befragten deutschen Ärzte selbst Homöopathie oder Pflanzenheilkunde in ihrer Praxis anwenden.

## DER PATIENT IM MITTELPUNKT

Doch was ist das Geheimnis, das die Naturheilkunde für so viele Menschen attraktiv

### WHO-DATEN ÜBER NATURHEILKUNDE IN DEUTSCHLAND

In ihrem globalen Atlas für traditionelle, komplementäre und alternative Medizin aus dem Jahr 2005 beschäftigt sich die Weltgesundheitsorganisation WHO auch sehr intensiv mit den Verhältnissen in Deutschland.

Sie stellt dabei fest, dass trotz der langen Tradition der Naturheilkunde mit Pionieren wie Samuel Hahnemann und Sebastian Kneipp immer noch ein hohes Maß an Ignoranz der Schulmedizin gegenüber der Naturheilkunde herrscht.

Laut WHO gibt es über 1 000 randomisierte Studien über die Wirksamkeit pflanzlicher Medikamente, über 700 über die Wirksamkeit der Akupunktur und über 200 im Bereich der Homöopathie. Mit pflanzlichen Medikamenten werden darüber hinaus laut den WHO-Daten alleine in Deutschland mehrere Milliarden Euro Umsatz pro Jahr gemacht.

macht? Warum wenden sich immer mehr Menschen in westlichen Ländern von der „Apparatemedizin“ ab und vertrauen auf die Kraft der Natur?

*„Laborergebnisse werden so hoch veranschlagt, dass wir den Wert unserer fünf Sinne zur Einschätzung unserer Gesamtsituation des Kranken nicht voll ausschöpfen.“*

*William James Mayo*
*Amerikanischer Chirurg*

Der Glaube an die Heilkräfte der Natur war schon vor Jahrtausenden normal. Man beobachtete den Menschen, wie er auf Krankheiten reagierte. Vieles mag uns heute mittelalterlich erscheinen, doch gerade in der Pflanzenheilkunde oder bei der Akupunktur müssen wir froh sein, dass sich das Wissen über die Kräfte der Natur und die Selbstheilungskräfte des Körpers erhalten haben. Die klassische Schulmedizin, wie wir sie heute kennen, hat sich erst zu Beginn des 19. Jahrhunderts mit dem aufkommenden Naturalismus und der Industrialisierung der Welt entwickelt. Und zwar als naturwissenschaftliche Medizin, die eine Methode nur dann als sprichwörtlich heilsam für einen Patienten erachtete, wenn der Erfolg der einzelnen Therapie auch bei anderen Patienten wiederholbar war. Das heißt, ein Medikament oder eine Therapie wird in den meisten Fällen unabhängig vom Patienten gegen eine bestimmte Krankheit eingesetzt. Den Begriff der „Schulmedizin“ gibt es seit Ende des 19. Jahrhunderts – und seitdem auch den Streit darüber, ob Naturheilkundler oder Schulmediziner die besseren Ärzte sind.

## GANZHEITLICHE MEDIZIN

Dabei vergleicht man aber Äpfel mit Birnen. Denn die Naturheilkunde geht einen ganz anderen Weg als die Schulmedizin. Das Leitmotiv der Naturheilkunde ist, wenn man so will, jeden Patienten individuell nach seinen Problemen zu versorgen. Darin besteht einer der Unterschiede zur Schulmedizin, die sich in vielen Fällen der Behandlung von Symptomen bei Krankheiten verschrieben hat. Jeder Patient, der schniefend im Herbst bei Wind und Regen in eine schulmedizinische Praxis kommt, erhält das gleiche Grippemedikament. In der Naturheilkunde ist der Begriff „ganzheitlich“ im Wortsinne zu verstehen: Es geht nicht darum, die Symptome einer Grippe wie Husten und Heiserkeit mit ein und derselben Pille zu behandeln. Der naturheilkundlich orientierte Arzt möchte vor allem wissen, warum sein Patient krank ist, warum sein Immunsystem versagt und er sich schlapp fühlt. Der Arzt ist bestrebt, den Organismus des Patienten als Ganzes zu sehen und in Relation dazu auch die Symptome der auftretenden Krankheiten. Ziel der naturheilkundlichen Therapie ist es immer, die Selbstheilungskräfte des Körpers zu aktivieren.

### DEFINITION DER NATURHEILKUNDE

Die Naturheilkunde versteht sich als Lehre von der Überwindung der Krankheiten durch die dem Körper eigene Heilkraft.

Die natürlichen Abwehrkräfte werden durch Ernährung, Licht, Luft, Wasser, Bewegung und Heilpflanzen angeregt.

Diesen Ansatz findet man schon in der Antike in den Schriften des griechischen Philosophen und Arztes Hippokrates, der von 460 bis 377 vor Christus unter anderem auf der griechischen Insel Kos lebte und auf den der hippokratische Eid der Ärzte zurückgeht. Laut Hippokrates findet die Natur immer einen Weg, eine Verletzung zu heilen. Der Arzt ist demzufolge nur Diener der Natur und muss dafür sorgen, dem Körper des Patienten Überflüssiges zu entziehen. Schon bei den alten Griechen betrachtete man also den Menschen im Kontext seiner Umwelt – wie er lebte, wo er lebte, mit wem er lebte, war ebenso wichtig wie woran er litt.

## GESUNDHEIT KOMMT VON INNEN

Der Naturheilkundler möchte, wenn ein kranker Patient zu ihm kommt, dessen prinzipiell sehr leistungsfähiges Immunsystem wieder in Gang setzen. Er will dafür sorgen, dass der Körper selbst die krankmachenden Substanzen bekämpfen kann. Dabei ist der Erfolg der Behandlung natürlich zum einen von der Zusammenarbeit zwischen Arzt und Patient abhängig – und zum anderen von der Eigenverantwortung des Patienten, der verstehen muss, dass Gesundheit von innen kommt und er auch etwas dafür tun kann.

*„Es gibt nur eine Heilkraft, und das ist die Natur; (...)“*

*Arthur Schopenhauer*

Für einen naturheilkundlichen Mediziner betrifft kein Leiden ausschließlich den Bereich, in dem es im Körper Schmerzen auslöst, sondern es steht immer mit dem gesamten Organismus in Verbindung. Der Arzt kann aus medizinischer Sicht das Seine dazutun, dass es dem Patienten besser geht – doch ist er, wie im Übrigen jeder Schulmediziner auch, darauf angewiesen, dass sich die Patienten als Teil des Behandlungskonzepts begreifen. Insofern kommt dieser Ansatz aber auch dem mündigen Patienten entgegen, der sich informiert und der vor allem weiß, dass er durch seine Art zu leben viel dafür tun kann, dass er gesund wird und auch bleibt.

Vielen Patienten ist schon lange klar, dass sie von dem ganzheitlichen naturheilkundlichen Konzept profitieren können. In einer Studie der Universität Southampton in England, die in dem Buch der Stiftung Warentest „Alternative Heilmethoden“ aus dem Jahr 2005 zitiert wird, wurde analysiert, welchen Weg Patienten hinter sich hatten, bevor sie schließlich bei der Naturheilkunde landeten. 83 Prozent der Befragten, erklärten die englischen Forscher, seien unzufrieden mit der konventionellen Behandlung gewesen, da sie aus Sicht der Patienten keine Erfolge brachte. Etwas mehr als ein Drittel beklagte sich über das im jeweils speziellen Fall des Betroffenen unzureichende Verständnis des behandelnden Arztes. Und ein weiteres gutes Drittel der befragten britischen Patienten klagte darüber, dass man mit seinem jeweiligen Problem zu schnell abgefertigt worden sei. Nachdem sich die englischen Patienten in der Studie acht Wochen lang naturheilkundlich behandeln ließen, fühlten sich 91 Prozent von ihnen besser.

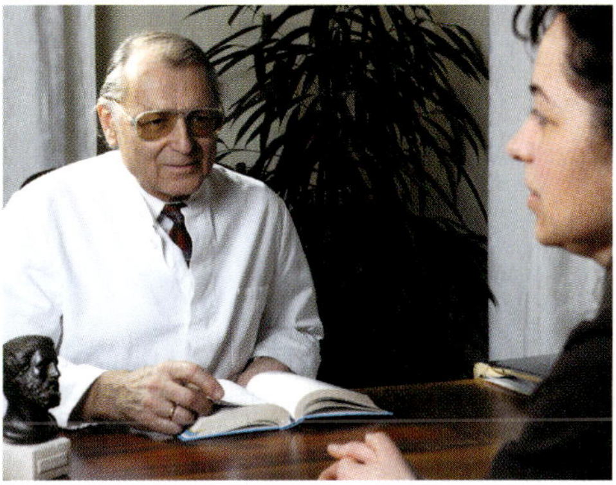

*Verständnis für ihre Probleme wünschen sich Patienten bei der Beratung durch ihren Arzt.*

Wahrscheinlich fühlten sie sich auch deswegen besser, weil sie sich ernst genommen fühlten. Weil die Naturheilkunde ihre Stärke der ganzheitlichen Diagnostik ausspielen konnte. Auch wenn Schulmediziner lächeln und Scharlatane die Begriffe missbrauchen: Ob Einheit von Körper, Geist und Seele, Qui oder Yin und Yang – die Tatsache, dass man gesünder ist, wenn man mit sich selbst im Reinen ist und selbst etwas für seine Gesundheit tut, dürfte unstrittig sein.

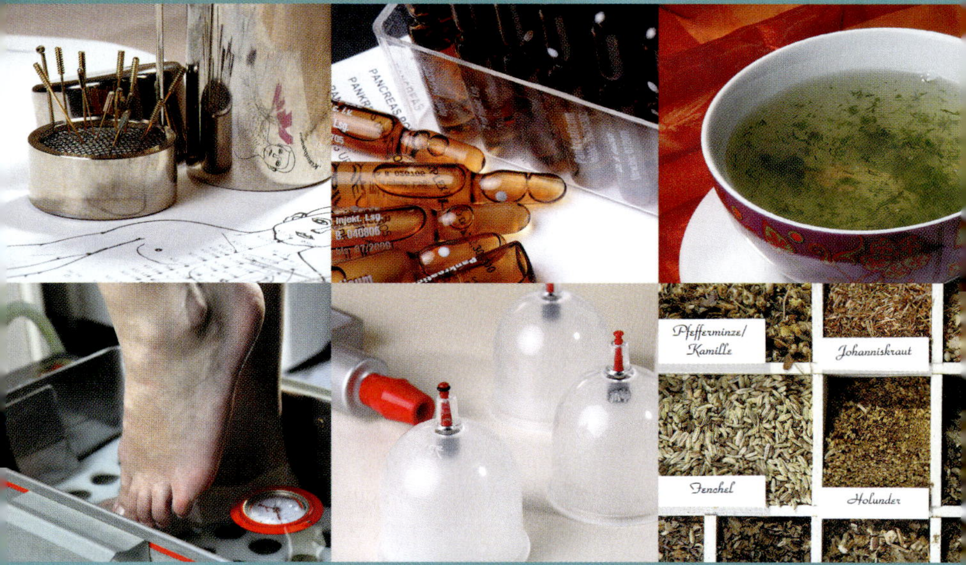


„ALLE DINGE SIND GIFT,
UND NICHTS IST OHNE GIFT.
ALLEIN DIE DOSIS MACHT,
DASS EIN DING KEIN GIFT IST.“

PARACELSUS

# Gesucht und gefunden: THERAPIEN UND IHRE WIRKSAMKEIT

In den vergangenen Jahren gab es immer wieder Studien, die je nach Auftraggeber oder Art der Auswertung zeigten, dass die Schulmedizin Recht hat und die Naturheilkunde nicht. In manchen Medien wird oftmals übertrieben – das „Ende der Homöopathie", wie im Sommer 2005 in deutschen Boulevardmedien verkündet, ist ebenso wenig in Sicht wie die Umstellung aller deutschen Krankenhäuser auf ausschließlich naturheilkundliche Behandlung. Es geht in diesem Buch darum, auf gleicher Augenhöhe mit der Schulmedizin aufzuzeigen, dass es sich lohnt, die Naturheilkunde ernst zu nehmen.

Zu diesem Zweck sind auch die folgenden Kapitel gedacht, in denen sechs der bekanntesten Therapien vorgestellt werden – und zwar nicht basierend auf Erkenntnissen der subjektiven Erfahrungsmedizin, sondern auf Basis von wissenschaftlichen Studien, die jeweils eine Wirksamkeit der Therapie bei bestimmten Krankheiten auch nachweisen konnten.

Es gibt verschiedene Arten von Studien, mit denen nachgewiesen wird, dass naturheilkundliche Therapien gegenüber einer schulmedizinischen Therapie bzw. der Gabe eines Placebos den Patienten genauso gut oder besser helfen. Die wichtigsten sind unter anderem Doppelblindstudien, in denen weder Arzt noch Patient wissen, ob sie die zu prüfende, die Standardtherapie oder eine weitere

PLACEBO

Als Placebos bezeichnet man Medikamente, die keinen Wirkstoff haben und zum Schein gegeben werden. Trotzdem ist schon seit vielen Jahren nachgewiesen, dass ein Placebo durchaus positiven Einfluss auf den Organismus des Patienten haben kann. Forscher beobachteten z.B. in einer neuen Studie bei Patienten, denen ungefährliche Schmerzreize auf der Haut gesetzt und die anschließend mit einer Placebo-Creme behandelt wurden, eine erhöhte Aktivität bestimmter Areale im Gehirn, die das Schmerzempfinden steuern.

mitgeprüfte Standardtherapie bekommen. Darüber hinaus gibt es randomisierte Studien, bei denen die Teilnehmer nach dem Zufallsprinzip einer Behandlungsgruppe oder einer Kontrollgruppe, die nicht behandelt wird, zugeteilt werden.

Es wurde in den folgenden sechs Kapiteln bewusst darauf verzichtet, Studien zu zitieren, die Erfolge der Naturheilkunde auf Basis der Erfahrung von Ärzten aus ihrer täglichen Arbeit oder Berichten von Patienten schildern – gleichwohl hat zum Beispiel die Schlosspark-Klinik im hessischen Gersfeld in 25 Jahren überdurchschnittlich gute Erfahrungen bei der naturheilkundlich orientierten Behandlung ihrer Patienten gemacht. Doch der Widerstand in der Schulmedizin gegen naturheilkundliche Therapien nimmt in den vergangenen Jahren ja nicht nur deswegen ab, weil so viele Kollegen gute Erfahrungen gemacht haben. Er nimmt auch deswegen ab und wird es weiter tun, weil es auch für eingefleischte Wissenschaftler ernst zu nehmende Beweise gibt, dass die eine oder andere Therapie tatsächlich nützt.

Eine nicht repräsentative Sammlung derartiger Studien wird in diesem Buch aufgeführt – in dem Bewusstsein, dass sich das Wissen und die Zahl der Studien im Bereich der Naturheilkunde in den nächsten Jahren rasant vermehren wird, es also auch immer wieder Neubewertungen geben muss und wird.

## DER SERIÖSE THERAPEUT

Seriosität in der Behandlung sollte bei jedem Mediziner Standard sein. Wie man als Patient den für sich passenden naturheilkundlichen Arzt finden kann, dazu soll die nachstehende Liste eine kleine Hilfestellung geben:

AUSFÜHRLICHE ERSTUNTERSUCHUNG (ANAMNESE):
Sie ist wesentlicher Bestandteil der Naturheilkunde und wird von einem guten Arzt auch entsprechend ernsthaft durchgeführt.

KEINE HEILUNGSVERSPRECHEN:
Niemand kann vorher sagen, ob ein Patient auf eine Behandlung anspricht oder nicht. Es ist unseriös, ein Heilungsversprechen abzugeben. Ein guter naturheilkundlicher Arzt wird Sie umfassend beraten und die seiner Meinung nach geeigneten Therapien vorschlagen.

GRENZEN AKZEPTIEREN:
Es gibt Erkrankungen, die mit naturheilkundlicher Medizin nicht alleine behandelt werden können, zum Beispiel die Primärbehandlung von Tumoren. Auch wird ein guter Naturheilkundler nicht homöopathische Mittel in einem akuten Notfall als einziges Medikament geben. Ebenso zeichnet den guten Arzt aus, dass er zwar von seinem naturheilkundlichen Weg überzeugt ist, aber mit der Schulmedizin zusammenarbeitet. Jeder in Deutschland niedergelassene naturheilkundliche Arzt hat im Übrigen eine schulmedizinische Ausbildung hinter sich.

VERSTÄNDNIS FÜR BEDENKEN:
Es geht immer um Ihre Gesundheit und um Ihre Sorgen und Ängste. Ein guter Therapeut nimmt diese ernst und bespricht sie mit Ihnen zusammen. Er versucht zu überzeugen, nicht dogmatisch eine Richtung vorzugeben.

GRUNDSÄTZLICHES:
Es ist immer besser, wenn Sie alle Fragen, die Sie haben, auch stellen. Ein guter Therapeut wird darauf eingehen und Ihnen Antworten geben. Es ist aber auch wichtig für den Erfolg der Therapie, dass der Patient sich seiner Rolle bewusst ist und weiß, dass er mitarbeiten muss, damit er wieder gesund werden kann.

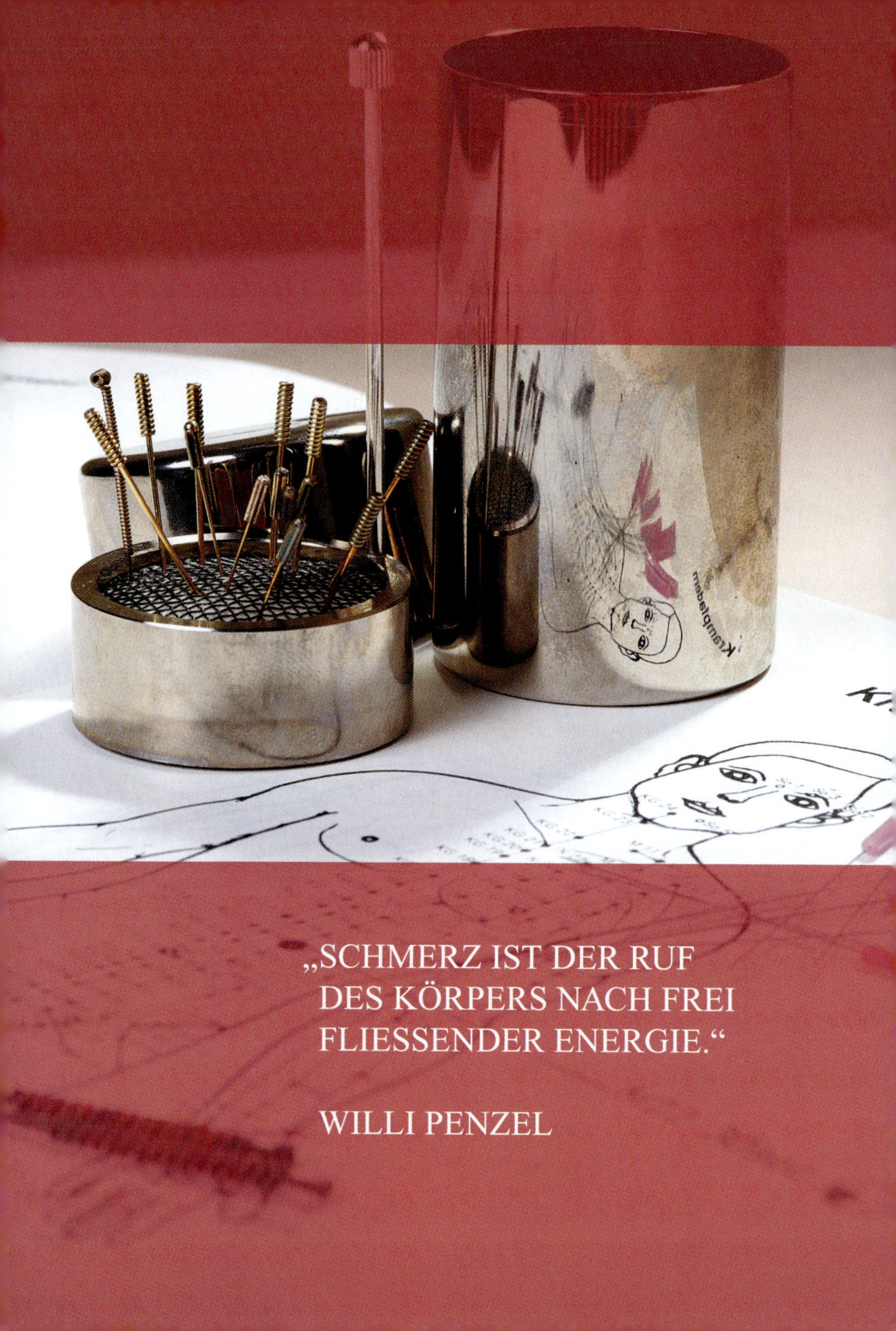

„SCHMERZ IST DER RUF DES KÖRPERS NACH FREI FLIESSENDER ENERGIE.“

WILLI PENZEL

# AKUPUNKTUR – DAS GEHEIMNIS DER FEINEN NADELN

Die Weltgesundheitsorganisation der Vereinten Nationen, WHO, hat etwa 100 allgemeine Beschwerdebilder festgestellt, die durch Akupunktur mit nachweislichem Erfolg behandelbar sind. Seriöse Beweise für die Wirksamkeit der Nadelbehandlung, die in China seit Tausenden von Jahren praktiziert wird, gibt es vielfältige und sie spielen auch im Folgenden eine wichtige Rolle.

Der Begriff der Akupunktur leitet sich aus dem Lateinischen ab. „Acus“ ist die Nadel, „pungere“ bedeutet stechen. Das Grundlagenwissen der Akupunktur verdanken wir dem vermutlich ersten Medizinjournalisten der Welt, Huangdi Neijing, auch genannt der Gelbe Kaiser, der im dritten Jahrtausend vor Christus in China lebte. Er gilt als Herausgeber des ersten Standardwerkes der altchinesischen Medizin, in dem auch die Verwendung von Steinnadeln beschrieben ist.

## ZWEI RICHTUNGEN DER AKUPUNKTUR

In der Akupunktur unterscheidet man hauptsächlich zwei Richtungen: die traditionelle und die moderne Akupunktur. Die traditionelle Akupunktur gehört zum umfassenden System der Traditionellen Chinesischen Medizin. Das Grundprinzip der traditionellen Akupunktur besteht darin, dass ein guter Gesundheitszustand vom Gleichgewicht zwischen Yin und Yang abhängt. Der Mensch sollte mit sich im Reinen sein, das Gleichgewicht sollte stimmen.

### TCM

Die Traditionelle Chinesische Medizin ist ein zirka 6 000 Jahres altes Heilkundesystem. Es beruht auf dem Daoismus und der Naturerfahrung. Die körperliche Basis der chinesischen Medizin sind die fünf Speicherorgane mit Nieren, Leber, Herz, Lunge und Milz sowie die sechs Hohlorgane (Gallenblase, Dünndarm, Dickdarm, Magen, dreifacher Erwärmer und Blase). In diesen Organen fließt die Lebensenergie, das so genannte „Qui". In der traditionellen Diagnose werden neben den akuten Krankheitssymptomen auch die Ernährungs- und Lebensgewohnheiten in Betracht gezogen. Neben der Akupunktur spielt vor allem die Kräuterheilkunde eine große Rolle in der Traditionellen Chinesischen Medizin.

Krankheit wird in der Traditionellen Chinesischen Medizin als Folge der Störung der Harmonie von Yin und Yang interpretiert. Im Reich der Mitte hat man bis heute ein System der Ernährungs-, Bewegungs- und anderen Therapien entwickelt, das auf das Gleichgewicht von Yin und Yang zielt. Und man legt noch heute im 21. Jahrhundert Wert auf die Erkenntnisse der uralten Medizin, die sich nicht nur auf die Akupunktur sondern im Wesentlichen auch auf die Verwendung von Kräutern und Heiltees stützt: 95 Prozent aller chinesischen Kliniken haben heutzutage eine Abteilung, in der Traditionelle Chinesische Medizin praktiziert wird.

Die Wirkung der traditionellen Akupunktur beruht nach Ansicht der Traditionellen Chinesischen Medizin darauf, dass durch das Stechen mit den feinen Nadeln die Lebensenergie, das so genannte „Qui", positiv beeinflusst wird. Das Qui durchfließt den menschlichen Körper in 14 Hauptleitbahnen, die von den Chinesen Meridiane genannt werden. Entlang dieser Meridiane gibt es 360 verschiedene Punkte, in die mit den Akupunktur-Nadeln gestochen werden kann. Durch das Stechen soll nach traditioneller Auffassung der Chinesen das bei einer Krankheit gestörte Energiegleichgewicht von Yin und Yang wieder in Einklang gebracht werden. Ein weiterer wichtiger Aspekt der traditionellen Akupunktur ist die Tatsache, dass vor der ersten Behandlung großer Wert auf eine ausführliche Untersuchung gelegt wird. Das Betrachten der Zunge und das Fühlen des Pulses am Handgelenk gehören für den Therapeuten ebenso dazu wie das Fragen nach der Krankengeschichte und den persönlichen Lebensumständen. Bei Schulmedizinern aus dem 21. Jahrhundert stößt die traditionelle Akupunktur aber auf Skepsis: Sie zweifeln an den Theorien zum Thema Lebensenergie und dem Meridiansystem, die in den Lehren der Traditionellen Chinesischen Medizin seit tausenden von Jahren tief verwurzelt sind.

## MODERNE AKUPUNKTUR IM WESTEN VERBREITET

Die moderne Akupunktur und ihre stetige Ausbreitung im Westen haben wir indirekt dem amerikanischen Präsidenten Richard Nixon zu verdanken. Bei seiner ersten China-Reise Anfang der 70er Jahre sorgte eine Blinddarmoperation bei einem US-Journalisten, der die Nixon-Delegation begleitete, für Aufsehen. Die Anästhesie bei dem Patienten wurde mit Hilfe der Akupunktur gemacht und er danach schmerzfrei operiert – mediales Aufsehen war die Folge, zahllose Artikel über die medizinischen Künste der Chinesen sorgten für die Ausbreitung des Wissens über die Akupunktur im Westen.

So entwickelte sich auch die moderne Akupunktur. Westliche Ärzte glauben zwar nicht unbedingt an das Gleichgewicht von Yin und Yang, räumen aber

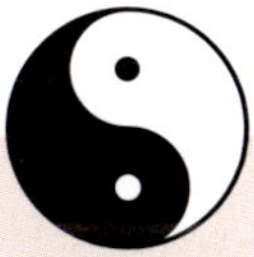

### Yin und Yang

Yin und Yang bestehen aus einem Kreis mit einer hellen und einer dunklen Hälfte. Es ist ein Zeichen der chinesischen Symbolik, das die Polarität zwischen der weiblichen, ruhenden Kraft „Yin“ und dem beweglichen männlichen Geist „Yang“ widerspiegelt.

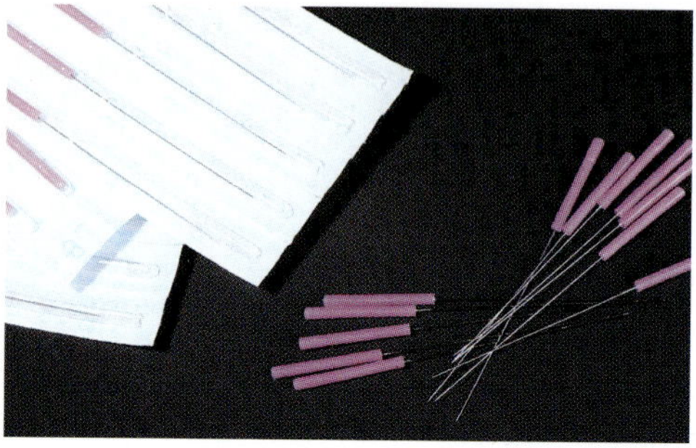

*Eine Behandlung mit Akupunktur-Nadeln hilft bei vielfältigen Beschwerden.*

ein, dass die alten Chinesen gute Beobachter waren. Für einen westlichen Arzt beruht die Wirksamkeit der Akupunktur auf der Stimulierung des Nerven-, des Immun- und des Hormonsystems durch die Nadelstiche. Die Anamnese durch Puls- und Zungendiagnose gibt es in der modernen Akupunktur nicht. Der Arzt wird eine den üblichen Standards entsprechende Beratung durchführen.

Moderne Akupunkteure sind der Meinung, dass sich die Wirkung der gesetzten Nadeln innerhalb der ersten Sekunden entfaltet, da sich das Nervensystem schnell an einen neuen Reiz anpasst. Neben der Ganzkörperakupunktur gibt es die Ohrakupunktur, die Elektroakupunktur nach Voll oder das Ryodoraku-System aus Japan sowie die Laserakupunktur – auf diese Therapieformen soll aber hier aus Platzgründen nicht näher eingegangen werden.

## PHÄNOMEN DER HEAD-ZONEN

Für Anhänger der modernen Akupunktur ist eine Möglichkeit der Erklärung der Wirksamkeit die Beobachtung, die der englische Neurologe Sir Henry Head (1861 bis 1940) gemacht hat. Er stellte nämlich fest, dass es einen Zusammenhang zwischen Gebieten auf der Haut und inneren Organen gibt. Die so genannten Head'schen Zonen haben ihre sensiblen Nervenfasern aus dem gleichen Segment im Rückenmark wie das jeweilige Organ, das Head in Korrelation setzte. Einige Gruppen von Akupunkturpunkten befinden sich genau in den entsprechenden Gebieten der Head'schen Zonen. Die Wirkungsweise der traditionellen Akupunktur wurde im Übrigen von chinesischen Forschern in einer im Jahr 2005 veröffentlichten Studie erneut nachgewiesen. Sie zeigten bei ihrer Studie eindeutige Aktivitätsmuster in verschiedenen Regionen der Hirnrinde, die unter anderem das subjektive Erleben von Schmerzen, Ängsten und Depressionen steuern.

## VON SCHLAGANFALL BIS HEUSCHNUPFEN

Dass Akupunktur tatsächlich wirkt, ist heute vielfältig nachgewiesen. So zeigte eine Studie der Universität Lund in Schweden bei 40 Patienten, dass diese sich nach einem Schlaganfall und einer zehnwöchigen Akupunktur-Behandlung in Ergänzung zu den üblichen Behandlungen wesentlich schneller und besser regenerierten als die Patienten, die keine zusätzliche Akupunktur-Behandlung bekamen. Bekannt ist auch, dass Akupunktur bei chronischem Heuschnupfen gerne angewandt wird. Nicht ohne Grund: Schon 1975 wurde in einer Studie von Lau, Wong und Slater nachgewiesen, dass Akupunktur bei Heuschnupfen sehr wirksam ist. 50 Prozent der damals behandelten Patienten waren schon nach nur sechs Sitzungen symptomfrei. 1988 wurde in einer Studie in den USA mit 45 Patienten nachgewiesen, dass die Akupunktur beim Großteil dieser Patienten noch besser bei der Behandlung von Heuschnupfen geholfen hat als die Behandlung mit Antihistaminika.

*„Wenn man auf seinen Körper achtet, geht's auch dem Kopf besser.“*

*Jil Sander*

### TKK-STUDIE

Die Studie der Techniker Krankenkasse zwischen 2001 und 2004 ist die größte Akupunktur-Studie der Welt. An ihr nahmen 313 534 Patienten teil, an denen über 10 000 Ärzte Akupunktur-Behandlungen durchführten. 65 Prozent der Patienten waren Frauen.

Es zeigte sich eine hochsignifikante und mehr als sechs Monate dauernde Verbesserung bei den Patienten mit Routineversorgung inklusive Akupunktur im Gegensatz zu Patienten, die nur eine Routineversorgung ihrer Krankheiten bekamen. Am Test nahmen unter anderem Patienten mit Bandscheiben-Problemen in der Lenden- und Halswirbelsäule, mit Kopfschmerzen, mit Arthrose, mit Asthma oder mit Heuschnupfen teil.

Ein chinesisches Sprichwort sagt, man müsse gegen den Strom schwimmen, um an die Quelle zu kommen. Das haben einige deutsche Krankenkassen im weltweit größten Modellversuch seiner Art, dem so genannten „German Acupuncture Trial", gemacht – und zwar trotz der in den vergangenen Jahren herrschenden Skepsis gegenüber naturheilkundlichen Anwendungen. Bei der besagten Studie wurden schulmedizinische Therapien und Akupunktur-Behandlung miteinander verglichen. Zwischen 2001 und 2004 haben über 300 000 Patienten aus der ganzen Bundesrepublik an dieser Studie in gut 10 000 Arztpraxen teilgenommen. Die Resultate sind verblüffend: Akupunktur kann bei Patienten signifikant und nachhaltig Migräne, Spannungskopfschmerzen, Schmerzen an der Hals- und der Lendenwirbelsäule und Arthroseschmerzen ebenso lindern wie allergische Rhinitis oder Asthma. Die wissenschaftliche Auswertung der mehr als drei Millionen Akupunktur-Behandlungen wurde in der renommierten Berliner Charité im Auftrag der Techniker Krankenkasse vorgenommen.

## MEHR ALS NUR PLACEBO

Ein Nebenergebnis der Studie der Techniker Krankenkasse, der weltweit größten randomisierten Akupunktur-Studie, ist auch, dass sich Patienten, die Pseudo-Akupunktur bekamen – also mit den

Nadeln an Nicht-Akupunkturpunkten gestochen wurden – besser fühlten als die Patienten, die überhaupt keine Akupunkturbehandlung bekamen. Zu einem solchen Ergebnis kam auch Klaus Linde vom Zentrum für naturheilkundliche Forschung der TU München bei seiner Migräne-Studie: Ob wahre Akupunktur oder Pseudo-Akupunktur – in beiden Fällen reduzierte sich bei den Patienten die Zahl der Schmerzattacken.

Dies kann auch Hans-Joachim Trampisch von der Ruhr-Universität in Bochum bestätigen: Er machte eine Studie mit Patienten mit Knie- und Rückenschmerzen und fand heraus, dass die Akupunktur, egal ob die Nadeln wie vorgeschrieben oder falsch gesetzt wurden, immer besser wirkte als Krankengymnastik, Massagen oder Medikamente. Der Punkt ist also, dass die Akupunktur sich in jedem Fall auf das Wohlbefinden der Patienten positiv auswirkt – natürlich ist die therapeutische Wirkung deutlich höher, wenn die Nadeln an den richtigen Akupunkturpunkten gesetzt werden.

Während die einen bezüglich der Pseudo-Akupunktur einen besonders guten Placebo-Effekt vermuten, hat der Vorsitzende der Deutschen Akupunktur-Gesellschaft, Gabriel Stux, für diese Phänomene eine andere Erklärung: Egal wo man die Nadeln setzt, das Fließen des Qui, auf das es ja nach der traditionellen Akupunktur ankommt, wird immer gefördert. Und außerdem haben Wissenschaftler an der Universität in Peking herausgefunden, dass sowohl „echte“ als auch „falsche“ Akupunktur in den Hirnarealen, die für Schmerzverarbeitung oder Körpergefühl zuständig sind, die

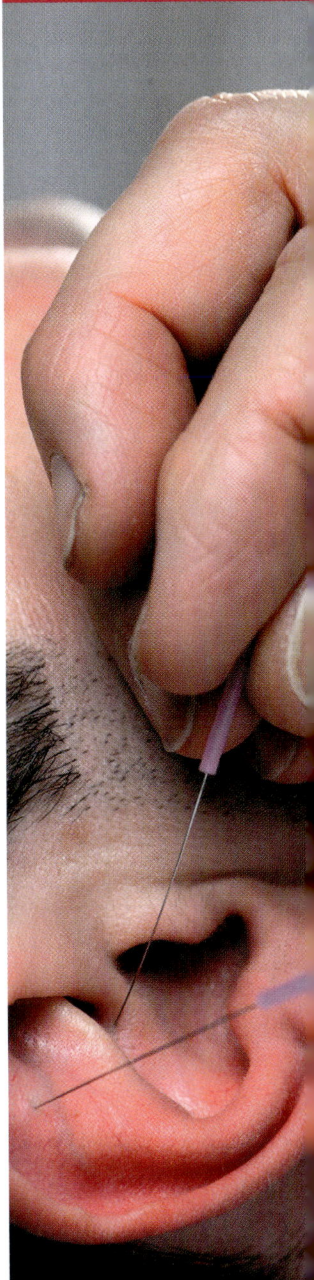

gleichen Aktivitätsmuster hervorruft – das heißt, es wurde nachweislich im Gehirn eine Reaktion provoziert, die sich dann auf das Schmerzempfinden des Patienten so auswirkt, dass sich dieser besser fühlt.

Ob mit den kleinen, feinen Nadeln nun der Schmerz gelindert wird, weil das Qui besser fließt, wie die Chinesen glauben, oder weil konkurrierende Schmerzreize gesetzt werden, wie die Schulmedizin vermutet, ist schlussendlich egal. Denn: Die Großstudien haben bewiesen, dass Akupunktur für viele Menschen wirkt und dass sie so gut wie keine Nebenwirkungen hat.

## ERFOLGREICH IN DER SCHMERZTHERAPIE

*„Gesundheit kauft man nicht im Handel, denn sie liegt im Lebenswandel."*

*Karl Kötschau*

Verblüffend ist an manchen Studien auch, dass die Akupunktur augenscheinlich schulmedizinischen Therapien im Bereich der Schmerztherapie überlegen ist. Forscher der Berliner Charité machten eine Studie mit Patienten, die einen schmerzhaften Verschleiß im Kniegelenk hatten. Eine Hälfte bekam acht Wochen lang traditionelle Akupunktur, ein Viertel Scheinakupunktur und ein Viertel war ohne Behandlung. Wer wollte, durfte bei Bedarf auch seine gegen die Schmerzen aus schulmedizinischer Sicht verschriebenen üblichen Medikamente einnehmen. Professor Stefan Willich, der die Studie leitete, spricht von einem „erstaunlichen Vorteil für die akupunktierten Patienten": 90 Prozent hatten weniger Schmerzen.

Auch denjenigen, die mit Pseudo-Akupunktur behandelt wurden, ging es besser und die Resultate konnten mit der Gruppe, die zuvor keine Behandlung bekommen hatte, reproduziert werden. Dass die schulmedizinische Therapie bei diesem Test so schlecht im Vergleich zur Akupunktur abschnitt, überraschte Willich besonders.

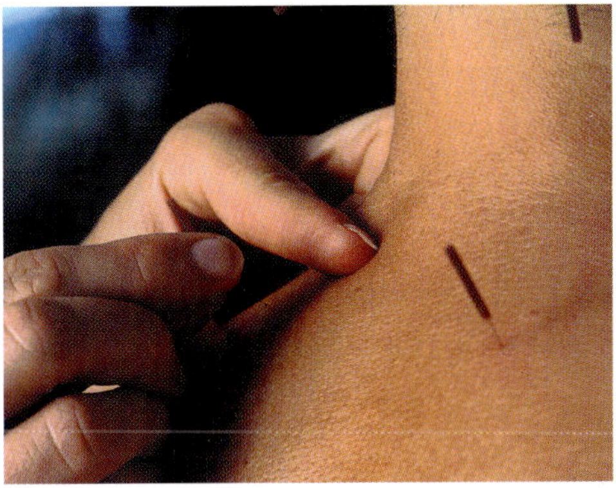

*Kleine Nadeln – große Wirkung: Die Techniker Krankenkasse möchte Akupunktur in den Leistungskatalog der gesetzlichen Krankenkassen aufnehmen.*

Für die Techniker Krankenkasse ist nach dem Erfolg der bisher weltweit größten Akupunktur-Studie klar, dass die Akupunktur als naturheilkundlich anerkannte Therapie in den Leistungskatalog der gesetzlichen Krankenkassen in Deutschland aufgenommen werden sollte.

Die TKK findet, dass ihre Versicherten Akupunktur als Therapie genauso bezahlt bekommen sollten wie zum Beispiel eine Knieoperation oder eine neue Herzklappe. Für die Techniker Krankenkasse, immerhin die drittgrößte in der Bundesrepublik, waren die Resultate so eindeutig, dass man trotz der Tatsache, dass eine Akupunktur-Behandlung nicht billiger ist als eine herkömmliche schulmedizinische Behandlung, unbedingt die Versorgung der Versicherten durch Akupunktur sicherstellen will. Und zwar deswegen, weil es nachweislich hilft, der Nutzen für die Patienten die Kosten rechtfertigt und Nebenwirkungen durch Akupunktur darüber hinaus selten und nie lebensbedrohlich gewesen sind.

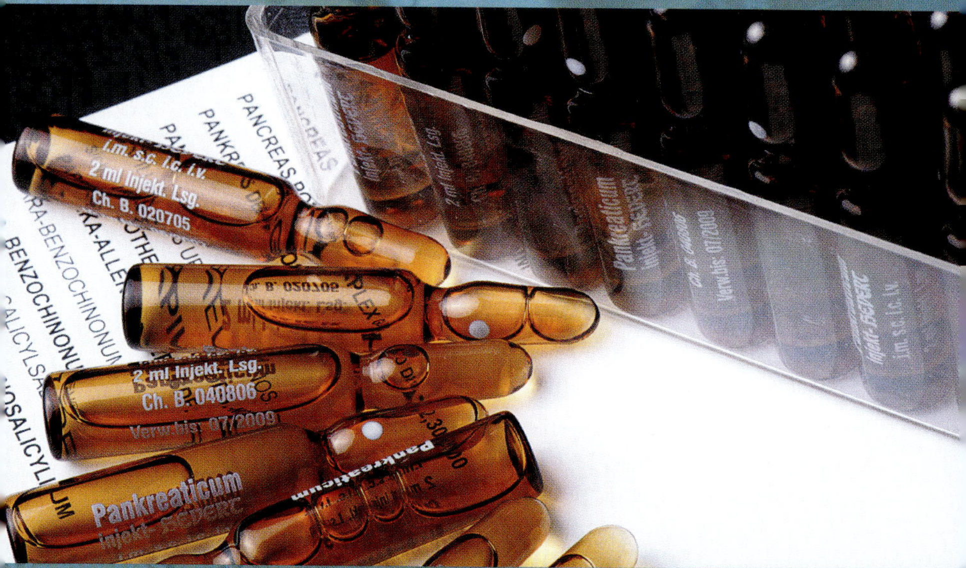


„GLEICHES WIRD
MIT GLEICHEM
GEHEILT.“

SAMUEL HAHNEMANN

# HOMÖOPATHIE – KLEINE KUGELN, GROSSE WIRKUNG

Was wird nicht alles gegen die Homöopathie ins Feld geführt: Sie sei Humbug, sie könne aufgrund der Verdünnung der Medikamente gar nicht funktionieren und es gebe keine Studien, in denen die Homöopathie besser wirkte als ein Placebo. Eine Studie der Universität in Bern erklärte im Sommer 2005 gar das „Ende der Homöopathie", das medizinische Fachmagazin „Lancet" geht ebenso harsch mit homöopathischer Medizin um und auch von der Stiftung Warentest gab es im Buch „Die andere Medizin" aus dem Jahr 2005 das Urteil „wenig geeignet".

Sind Patienten, die sich nach der Behandlung mit homöopathischen Medikamenten besser fühlen, nur eingebildet krank gewesen? Natürlich nicht. Denn es gibt durchaus Hinweise, dass homöopathische Medikamente wirksam sind – man muss sie nur sehen wollen.

## GRUNDSÄTZLICHE UNTERSCHIEDE

Dass die Homöopathie die Meinungen so sehr spaltet, liegt wahrscheinlich auch daran, dass man sich an dem ihr zu Grunde liegenden Konzept durchaus reiben kann. Es stammt von dem deutschen Arzt Samuel Hahnemann, der 1755 geboren wurde und 1843 verstarb. Hahnemann war enttäuscht davon, dass zu seiner Zeit die Medizin nur wenig Erfolg verzeichnete. Interessanterweise hat Hahnemann schon im 19. Jahrhundert gespalten –

in leidenschaftliche Befürworter und leidenschaftliche Gegner. Denn sein Gedankenmodell hinter der Homöopathie eckte damals wie heute an.

Im Kern geht es darum, dass zur Therapie einer Krankheit diejenigen Wirkstoffe in hochverdünnter Form gewählt werden, die bei einem Gesunden, in unverdünnter Form verabreicht, ähnliche Krankheitssymptome hervorrufen. Das griechische Wort „homoios“, das gleich oder ähnlich bedeutet, gab der Homöopathie ihren Namen. Heutzutage ist die Homöopathie die am häufigsten eingesetzte naturheilkundliche Therapieform in Deutschland.

### POTENZEN

Mit dem Begriff Potenzen werden in der Homöopathie die Verdünnungen bezeichnet. Verdünnt wird nach dem Dezimalsystem. Es gibt die Dilution bei löslichen Stoffen meist mit Alkohol oder die Trituration bei nicht löslichen Stoffen, das Verreiben mit Milchzucker. Eine Verdünnung von eins zu zehn wird als D1-Potenz bezeichnet. Eine Verdünnung von eins zu einer Million ist die D6-Potenz. Bis D6 spricht man von Tiefpotenzen, bis D30 von mittleren Potenzen und darüber von Hochpotenzen.

Die Homöopathie definiert Krankheit als eine Störung, die den Menschen als Ganzes betrifft – es wird nicht das einzelne Symptom einer Krankheit behandelt, also zum Beispiel die laufende Nase bei Schnupfen, sondern der Patient in seiner Gesamtheit. „Im gesunden Zustande des Menschen waltet die geistartige, belebende Lebenskraft unumschränkt und hält alle seine Theile in bewunderungswürdig harmonischem Lebensgange in Gefühlen und Thätigkeiten“, soll Samuel Hahnemann einmal gesagt haben. Auch die Weltgesundheitsorganisation WHO hat sich 1946 einer ziemlich ähnlich klingenden Definition von Gesundheit bedient: Demnach ist gesund, wer in einem „Zustand völligen körperlichen, geistigen, seelischen und sozialen Wohlbefindens lebt.“

## GLEICHES MIT GLEICHEM

Die drei Richtungen der Homöopathie – klassisch, organotrop und Komplexmittel-Homöopathie – beruhen auf einem Konzept, das sich in fast allem von der Schulmedizin unterscheidet. Das Wichtigste ist die Ähnlichkeitsregel – „similia similibus curentur", Lateinisch für Gleiches wird mit Gleichem geheilt. Dem Ähnlichkeitsprinzip folgend bedeutet das, dass jene Arznei beim Kranken genommen werden muss, die bei einem Gesunden die dem kranken Zustand ähnlichsten Symptome hervorruft. Dafür gibt es die so genannten Arzneimittelprüfungen. Bei diesen nehmen gesunde Menschen unter ärztlicher Aufsicht einen Giftstoff ein und schildern, wie sie sich fühlen und welche Symptome auftreten. In Verbindung mit den Erfahrungen bei kranken Menschen, mit Erkenntnissen aus Tierstudien und der Toxikologie wird dann für jedes homöopathische Medikament ein Arzneimittelbild erstellt.

Hahnemann selber baute noch zu seinen Lebzeiten eine riesige Arzneimittelsammlung mit hunderten von Daten auf der Grundlage seiner empirischen Tests auf. So entwickelte sich die Homöopathie zu einer eigenen Wissenschaft mit eigenen Regeln und Voraussetzungen. Ein der Homöopathie kritisch gegenüber stehender Schulmediziner hat damit aber ein Problem, wie der Züricher Arzt Dr. Marco Righetti in seinem Aufsatz für das Zentrum zur Dokumentation für Naturheilverfahren bemerkt, da der Kritiker der Homöopathie per se die Wissenschaftlichkeit abspricht, da sie ja nicht nach seinen schulmedizinischen Kriterien arbeitet. Und es gibt noch einen Punkt, an dem sich Schulmedizin und

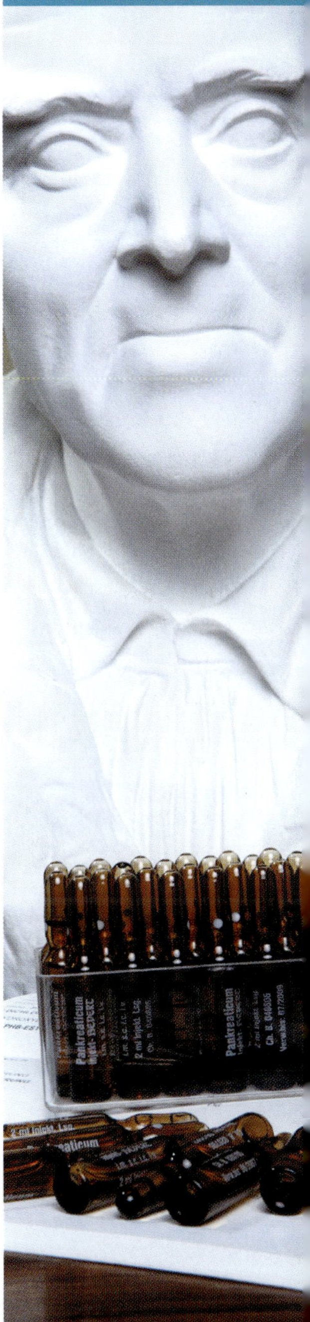

Homöopathen nicht einig sind: In der Homöopathie wird jeder Patient als Individuum gesehen, dementsprechend also auch ganzheitlich und individuell behandelt. So passiert es recht häufig, dass zwei Patienten, die die gleiche schulmedizinische Diagnose haben – zum Beispiel Migräne – jeweils ein unterschiedliches Homöopathikum bekommen. Denn es kommt immer auf die individuellen Symptome der Migräne an und die können sehr unterschiedlich sein. Ein pochender Schmerz zieht für den Homöopathen eben andere Konsequenzen in der Wahl des Arzneimittels nach sich als ein stechender Schmerz.

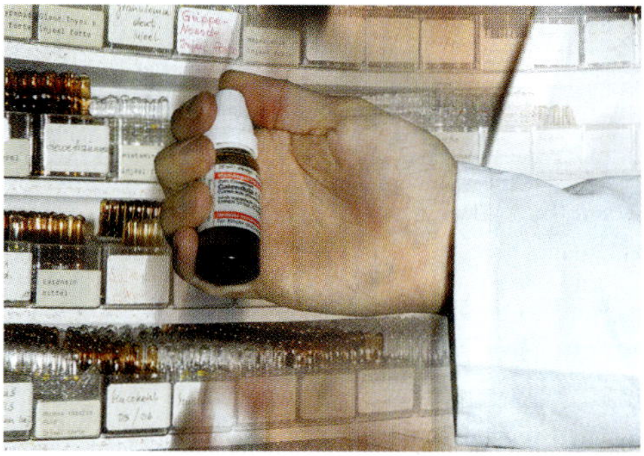

*Durch Verschütteln werden homöopathische Medikamente hergestellt – fast wie bei 007, der mag seinen Wodka-Martini auch lieber geschüttelt als gerührt.*

## GRÜSSE VON IHRER MAJESTÄT

Am bekanntesten in der Bevölkerung dürfte bezüglich der Homöopathie die Tatsache sein, dass die Medikamente so stark verdünnt sind, dass man noch nicht einmal mehr ein Molekül des verwendeten Wirkstoffes findet. Und das erinnert fast schon an Filmheld James Bond: So wie der britische Doppel-Null-Agent seinen Wodka-Martini lieber geschüttelt statt gerührt serviert bekommt, empfahl Samuel Hahnemann auch die Herstellung seiner Medikamente – nämlich den Wirkstoff meist in verdünntem Alkohol zu verschütteln und nicht zu verrühren. Die nach genauen Regeln vorgegebene Verdünnung der Substanzen nannte Hahnemann „Dynamisieren“. Er bezeichnete die durch die Verdünnung und Verschüttelung entstandenen Arzneimittel als „Potenzen“ – er ging davon aus, dass sich die Wirkung des Arzneimittels potenziert, also verstärkt, je mehr man es verdünnen würde. Unterschieden wird zwischen so genannten Tief- und Hochpotenzen. Für einen Homöopathen ist es gemäß der Hahnemann'schen Lehre wie schon beschrieben allerdings wichtig, eine genaue Beschreibung der Krankheitssymptome zu haben, bevor die Frage der Dosierung geklärt wird.

## FRAGE NACH DEM WIRKMECHANISMUS

Über die Frage, warum und ob Homöopathie wirken könnte, wird in der Wissenschaft seit Jahrzehnten gestritten. Denn auf den ersten Blick ist es in der Tat schwer zu verstehen, wie eine medizinische Wirkung in einer Hochpotenz möglich sein soll, wenn aufgrund der Verdünnung kein einziges Molekül des Wirkstoffs mehr vorhanden ist. Heutzutage wird vor allem die so genannte „Imprint“-Theorie als Erklärung herangezogen. Studien der Struktur von Wasser haben ergeben, dass es keineswegs nur aus einer Anhäufung von H2O-Molekülen besteht. Wassermoleküle, so die Wissenschaft, bilden geordnete Haufen, so genannte Cluster, die elektromagnetisch gekoppelt sind. Bei Körpertemperatur bestehen diese Cluster jeweils aus rund 400 Wassermolekülen und stellen so eine fast kristalline Struktur dar – eine Struktur, die auch aus physikalischer Sicht immer noch als Informationsspeicher dienen könnte. Möglich wäre es also, dass Hahnemann mit der

## SERIÖSER HOMÖOPATH

Wie jede medizinische Disziplin so hat natürlich auch die Homöopathie ihre Grenzen, die ein seriöser Homöopath auch nicht überschreitet. Voraussetzung ist, dass der Arzt eine entsprechend fundierte Ausbildung gemacht hat. Bei einem akuten Notfall ist Homöopathie nicht geeignet, ebenfalls keine Hilfe bietet sie bei degenerativen Krankheiten wie Parkinson. Es ist ebenso wichtig, dass der Patient in der Lage ist, sehr genau seine Krankheitssymptome zu beschreiben.

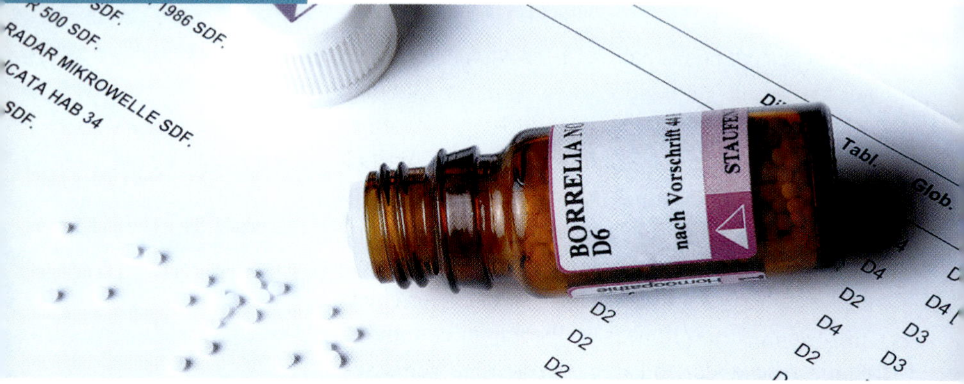


*In vielfältigen Studien wurde die Wirksamkeit von homöopathischen Medikamenten aufgezeigt.*

Potenzierung einen Weg fand, die Informationen der Wirksubstanz auf das Lösungsmittel, also die Flüssigkeit, zu übertragen. Vollständig erforscht ist dieser Bereich allerdings noch nicht.

## UND ES WIRKT DOCH

Es ist wahrscheinlich aber nur eine Frage der Zeit, bis es gelingt, das Wirkungsprinzip der Homöopathie nachzuweisen. Letztendlich kommen aber auch Kritiker nicht daran vorbei, dass es eine Vielzahl von Studien gibt, die die Wirkung homöopathischer Medikamente zeigen – und zwar so, dass sie auch dem berühmten Placebo-Effekt standhalten. Das Zentrum zur Dokumentation für Naturheilverfahren e.V. hat in seinem Kompendium seitenweise seriöse Studien aufgelistet, die eine Wirksamkeit der Homöopathie auch nach schulmedizinischen Standards beweisen. Viele Studien entstanden in den vergangenen Jahren, doch eine der am besten kontrollierten Doppelblindstudien wurde sogar schon im Zweiten Weltkrieg vorgenommen, als das englische Militär Prophylaxe für einen Senfgasangriff mit homöopathischen Mitteln ausprobierte und signifikant wirksamere Ergebnisse mit den Globuli erzielte als mit den herkömmlichen Methoden. Zwei Mitarbeiter der Karl und Veronica Carstens-Stiftung veröffentlichten im Dezember 2005 in der „Deutschen Apotheker Zeitung" einen interessanten Artikel zum Thema „Was wirkt in der Homöopathie". „Unter einer homöopathischen Behandlung kann es zu erheblichen gesundheitsrelevanten Effekten kommen. Verschiedene Kohortenstudien berichten konsistent, dass weit über 60 Prozent aller homöopathisch behandelten Patienten relevante Verbesserungen ihres Gesundheitszustandes erfahren", schreiben die Wissenschaftler. Sie fahren fort: „In der klinischen Forschung gibt es deutliche Hinweise darauf, dass die Wirksamkeit homöopathischer Arzneimittel über die eines Placebos hinausgehen".

Bei allergischer Rhinitis, bei Diarrhoe bei Kindern, Fibromyalgie sowie Atemwegsinfektionen gehen die Forscher davon aus, dass eine klinische Wirksamkeit homöopathischer Arzneimittel unterstellt werden könne. In einer Zusammenfassung für die WHO hat die Carstens-Stiftung 1 000 Versuche der experimentellen Grundlagenforschung gefunden, die zu 93 Prozent positive Ergebnisse für die Homöopathie ergaben. Auch in der Tiermedizin gibt es Wirksamkeitsnachweise: Die Forscher der Stiftung sprechen von mindestens 100 randomisierten Therapiestudien aus der Tiermedizin, bei denen 55 Prozent eine positive Wirksamkeit eines homöopathischen Medikaments zeigten. Natürlich kann man aus den Übersichtsarbeiten nicht schließen, dass Homöopathie bei allen Krankheiten wirksam ist – das kann man aber von synthetisch hergestellten Medikamenten auch nicht gerade behaupten.

*„Wenn ein Chemiker die homöopathische Arznei untersucht, findet er nur Wasser und Alkohol; wenn er eine Diskette untersucht, nur Eisenoxid und Vinyl. Beide können jedoch jede Menge Informationen bergen."*

*Dr. Peter Fisher*
*Royal London Homeopathic Hospital*

## HOMÖOPATHISCHE HAUSAPOTHEKE

Die homöopathische Hausapotheke ist eine der am meisten verbreiteten Medikamentensammlungen in privaten Haushalten in Deutschland. Dabei handelt es sich um eine Sammlung verschiedener homöopathischer Mittel, die unterschiedlichen Erkrankungen zugeordnet sind. Es ist aber wie immer in der Homöopathie wichtig, dass man die Schmerzen genau definiert. Es ist ein Unterschied in der Behandlung, ob man pochende, stechende oder dumpfe Kopfschmerzen hat.

## VON WEGEN SCHMU

Im Spätsommer 2005 sorgten einige Zeitungsberichte und Nachrichtensendungen für Aufsehen. „Alternative Medizin – wirklich nur Schmu?“, fragte sich die „Bild am Sonntag“ in ihrer Ausgabe vom 3. Oktober in Sorge um ihre verunsicherten Leser. Der Grund für die Aufregung: Das neueste Buch der Stiftung Warentest „Die andere Medizin“, die darin nicht wirklich gut wegkam. Dabei hat die Stiftung Warentest zum Beispiel über die Homöopathie gar nicht geschrieben, dass diese „Schmu“ sei – auch wenn das in manchen Medien so klang. Vielmehr steht in dem entsprechenden Kapitel, dass es „Hinweise auf eine therapeutische Wirksamkeit von homöopathischer Behandlung bei folgenden Krankheiten und Störungen gibt“, worauf eine lange Liste beginnend mit Allergien, Arthrose und chronischem Asthma bis zu Wechseljahresbeschwerden und Zerrungen folgt.

Insgesamt sind 32 verschiedene Krankheiten oder Symptome aufgeführt, für die es Wirksamkeitsbelege gibt. Die Stiftung Warentest fährt fort: „Ein direktes Risiko ist mit hochverdünnten Mitteln nicht verbunden“, folgert aber trotzdem, dass Homöopathie „wenig geeignet“ sei. Eine derartige Bewertung bedeutet nach den von den Autoren festgelegten Bewertungskriterien, dass es sich um ein Verfahren handelt, „bei dem es lediglich Hinweise auf eine therapeutische Wirksamkeit oder einen diagnostischen Nutzen in einem definierten Anwendungsgebiet gibt. Mit der Anwendung verbindet sich jedoch kein oder nur ein geringes Risiko." Man kann also eigentlich nicht daraus schlussfolgern, dass es sich bei der Therapie, auch wenn sie mit dem Prädikat „wenig geeignet" versehen wurde, um Humbug handelt, wie das Boulevard-Medien taten.

Denn fairerweise müsste in jeder Veröffentlichung, die der Homöopathie kritisch gegenüber eingestellt ist und die sich auf das Warentest-Buch bezieht, auch stehen, unter welcher Prämisse es geschrieben wurde: Wenn sich nämlich bei einem naturheilkundlichen Verfahren in der Bewertung zeigt, dass es nicht wirksamer als eine schulmedizinische Behandlung oder ein Placebo ist, dann empfiehlt Stiftung Warentest, grundsätzlich der an den Universitäten gelehrten Medizin zu vertrauen – „im Sinne des Verbraucherschutzes", wie es heißt. Die naturheilkundliche Behandlung musste also immer beweisen, dass sie als Therapie bei der jeweils getesteten Krankheit bessere Resultate als die Schulmedizin bringt, um in den Augen der Stiftung Warentest das Prädikat „geeignet" als Bewertung zu bekommen.

Selbstverständlich, so die Stiftung Warentest weiter, bleibe es aber den Lesern frei gestellt, welche Schlussfolgerungen sie aus den Bewertungen ziehen – angesichts der Tatsache, dass gut drei Viertel der Deutschen durch eigene positive Erfahrungen überzeugt von der Naturheilkunde sind, eine beeindruckende Erkenntnis der Verbraucherschützer. Eines bleibt darüber hinaus ebenfalls festzustellen: Wie manche Ärzte, Fachzeitschriften oder Medien angesichts der Fakten vom Ende der Homöopathie sprechen können, bleibt ihnen anheimgestellt.

## WHO EMPFIEHLT HOMÖOPATHIE

Verwundert über die vermeintlich negativen Konsequenzen aus dem Stiftung-Warentest-Buch für naturheilkundliche Therapien zeigte sich übrigens auch der Bundesverband der Pharmazeutischen Industrie. In einer im Herbst 2005 veröffentlichten Pressemitteilung wird ein Report der Weltgesundheitsorganisation WHO zitiert, der recht eindeutig pro Homöopathie ausfällt: „Die Mehrzahl der wissenschaftlichen Studien in den letzten 40 Jahren haben gezeigt, dass die Homöopathie gegenüber Placebo überlegen und gleichwertig ist gegenüber der konventionellen Medizin in der Behandlung der Krankheiten von Menschen und Tieren.“ Umfragen zufolge wünschen 70 Prozent der Bundesbürger die Verfügbarkeit homöopathischer Behandlungsmöglichkeiten, heißt es in der Erklärung des BPI weiter, in dem über 250 Unternehmen mit 74 000 Mitarbeitern aus der bundesdeutschen Pharmaindustrie zusammengeschlossen sind. Außerdem gibt es Studien, die besagen, dass 20 Prozent der Deutschen homöopathische Medikamente regelmäßig einnehmen. Interessant ist aber auch ein Blick in unser Nachbarland Schweiz. Dort ließ sich nämlich im Sommer die Regierung von einer Studie der Universität Bern

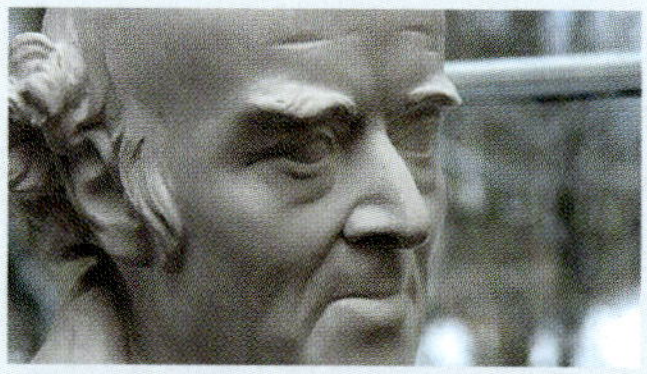

### SAMUEL HAHNEMANN

1796 wurde die Homöopathie von dem deutschen Arzt Samuel Hahnemann als eigenes Heilverfahren im Kontrast zur damals vorherrschenden Medizin aufgebaut.
Hahnemann wurde am 10. April 1755 in Meißen geboren und starb am 2. Juli 1843 in Paris. Seine Hauptwerke sind das „Organon der rationellen Heilkunde“ sowie das Werk „Die chronischen Krankheiten“.

beeindrucken, in der ein Sozialmediziner die angebliche Unwirksamkeit der Homöopathie aufgrund zahlreicher Studien nachweist. Die Konsequenz war, dass die Homöopathie aus dem Leistungskatalog der Schweizer Krankenkassen verschwand.

Hätten die Politiker in unserem Nachbarland sich die Mühe gemacht, alle Studien der Berner Universität zum Thema Homöopathie zu lesen, hätten sie ihre Entscheidung vielleicht überdacht: Denn aus Bern gibt es neben der Aufsehen erregenden Studie, auf die die Schweizer Politiker ihre Meinung stützten, auch eine andere Studie, die beweist, dass Hyperaktivität, Impulsivität, Schüchternheit und Ängstlichkeit bei den untersuchten Kindern mit Aufmerksamkeits-Defizit-Syndrom durch die Behandlung mit Homöopathika um bis zu 63 Prozent abnahm. Des Weiteren verbesserte sich das Lernverhalten – und die Wirkung war nachhaltig. Die Studie wurde im „European Journal of Pediatrics" veröffentlicht und nach der Doppelblind-Cross-Over-Methode erhoben.

Die von 2001 bis 2005 laufende Studie mit 62 Kindern zwischen 6 und 16 Jahren weist der homöopathischen Behandlung von ADS – immerhin die am häufigsten diagnostizierte psychische Störung im Kindes- und Jugendalter – den selben erfolgreichen Stellenwert wie eine schulmedizinische Behandlung zu. Und wer als Eltern schon einmal mit ADS bei seinen Kindern zu tun hatte, wird froh sein, dass es außer Ritalin noch etwas gibt – und zwar etwas, das ohne Nebenwirkungen Linderung verschafft.

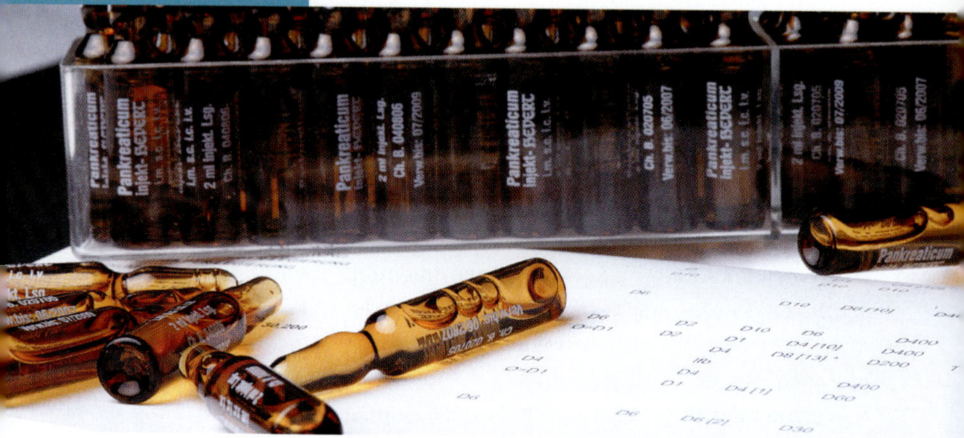


## VORAUSSCHAUEND UND NACHGEWIESEN

Ein Zitat aus einer Presseerklärung der AOK Baden-Württemberg von Oktober 2004 lässt aufhorchen: „Mit der Aufnahme der Homöopathie in die Vereinbarung will die AOK dazu beitragen, dass die medizinische Versorgung wirtschaftlicher und effizienter wird. AOK und Kassenärztliche Vereinigung rechnen aufgrund der homöopathischen Behandlung mit Einsparungen bei Medikamenten." Warum sollte eine gesetzliche Krankenkasse in Deutschland eine naturheilkundliche Therapie freiwillig bezahlen, wenn sie nicht nachweislich nutzt und vor allem in Zeiten knapper Kassen Geld spart?

Beweise gibt es ja. So wurden in den vergangenen Jahrzehnten laut dem Deutschen Zentralverein homöopathischer Ärzte mehr als 100 homöopathische Studien durchgeführt, die dem schulmedizinischen Standard der Doppelblindstudie entsprechen. Der Münchner Wissenschaftler Klaus Linde hat alle bis 1995 durchgeführten randomisierten Doppelblindstudien analysiert und 1997 im

Fachmagazin „Lancet“ publiziert. Damals war bei den Briten aber keine Rede vom Ende der Homöopathie, vielmehr hätte man das Gegenteil schreiben müssen: 67 Prozent der von Linde ausgewerteten Studien (insgesamt 89) brachten ein positives Ergebnis für die Homöopathie. Das heißt, die homöopathische Behandlung war immer eindeutig besser als die Gabe eines Placebo. Und: Die Linde-Studie wird als den üblichen wissenschaftlichen Kriterien entsprechend anerkannt, da sie auch die Verzerrung der Ergebnisse durch Unterschlagung negativer Studien ausgeschlossen hatte.

Die Liste der Studien, die eine Wirksamkeit der Homöopathie nachweisen, könnte beliebig verlängert werden. Ein Ausschnitt ist auch in der Bibliographie zu finden. Von einem Ende der Homöopathie kann, so viel steht fest, sicher nicht die Rede sein.

*„Als Musiker kann ich nicht anders, als an die Homöopathie zu glauben, da der Geigenspieler weiß, wie sein gesamter Ausdruck von der winzigsten, subtilsten, unendlich kleinen und feinen Tonveränderung abhängt.“*

*Yehudi Menuhin*

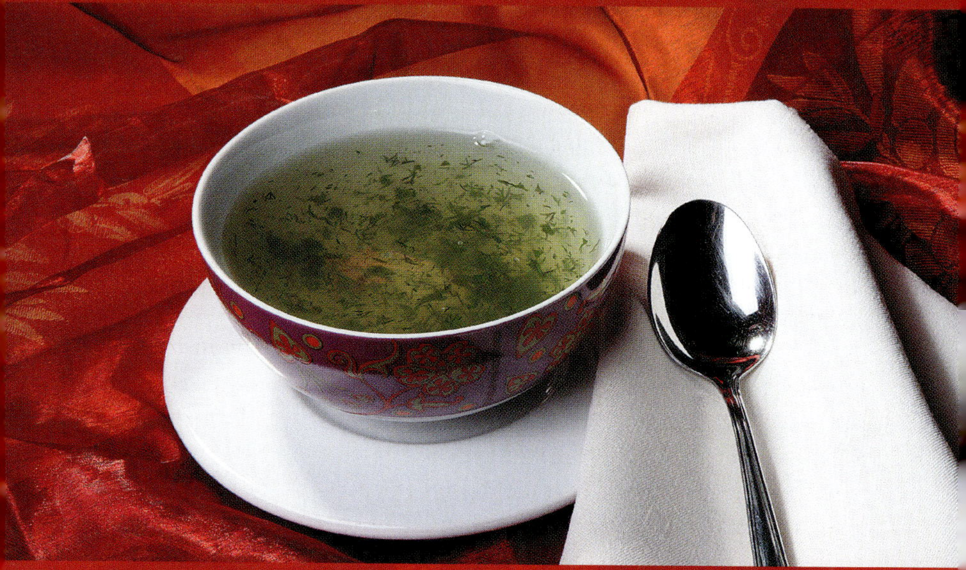

„DER MENSCH IST,
WAS ER ISST."

HIPPOKRATES

# FASTEN – GESUNDHEIT LIEGT IM DARM

„Gewinn durch Verzicht“ – die Antwort kommt wie aus der Pistole geschossen, wenn man Dr. Norbert Lischka, ärztlicher Leiter der im Bereich Heilfasten in ganz Deutschland anerkannten Malteserklinik von Weckbecker im nordbayerischen Bad Brückenau, fragt, was denn der Nutzen für den Patienten ist, wenn man fastet. Gewinn durch Verzicht – auch das Prinzip der Naturheilkunde kann man so beschreiben. Patienten, die ihr Leben bewusst ändern, die sich auf etwas Neues einlassen, die bereit sind, sich zu ändern, zu verzichten auf liebgewonnene aber ungesunde Gewohnheiten, werden gesundheitlich gesehen wesentlich besser leben. Sie werden vielleicht auf die kleinen Leckereien wie die Praline am Abend oder die Zigarette in der Kneipe verzichten müssen – aber geht es ihnen deswegen wirklich schlechter?

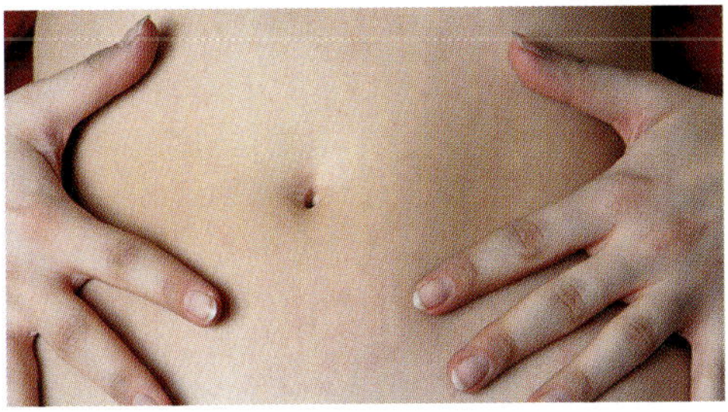

*Gesundheit liegt im Darm, das wussten schon die alten Griechen.*

Dass der Verzicht auf Nahrung für den Menschen schon immer auch mit einem gewissen geistigen Erkenntnis-Gewinn verbunden war, zeigt ein Blick in die Geschichtsbücher. Ob Christen, Juden, Moslems oder Hindus und Buddhisten – Fasten, also der bewusste Verzicht für einige Zeit auf feste Nahrung – spielt in vielen Religionen seit Jahrtausenden eine wichtige Rolle, wie man am heiligen Monat Ramadan bei den Moslems oder am Fasten in der Zeit vor Ostern bei den Christen sehen kann.

## SCHON HIPPOKRATES EMPFAHL DAS FASTEN

*„Siehe das, was das Fasten wirkt. Es heilt die Krankheit, trocknet die überschüssigen Säfte im Körper aus, vertreibt die bösen Geister, verscheucht verkehrte Gedanken, gibt dem Geist größere Klarheit, macht das Herz rein, heiligt den Leib und führt schließlich den Menschen vor den Thron Gottes."*

*Athanasios Bischof von Alexandria*

Bereits die Ursprünge der Medizin beschäftigten sich mit dem Fasten als heilende Methode für den menschlichen Körper ohne zu wissen, dass mehrere tausend Jahre später wissenschaftlich nachgewiesen wird, dass die Beobachtungen der alten Griechen sich allesamt als richtig erwiesen haben. Schon Hippokrates von Kos empfahl das Fasten in seinen diätetischen Richtlinien – und zwar 400 Jahre bevor Christus geboren wurde. Bekannt ist auch, dass zum Beispiel der griechische Arzt Asklepiades (124 bis 60 vor Christus) bei Menschen, die Fieber hatten, das Fasten empfahl, verbunden mit Bewegung und Spaziergängen. Auch bei den Römern und natürlich in der Klostermedizin des Mittelalters spielte das Fasten eine wichtige Rolle. Hildegard von Bingen (1098 bis 1179) empfahl das Fasten gegen eine ganze Menge von aus ihrer Sicht krankmachenden Lastern wie Schlemmerei, Wollust oder Bequemlichkeit – Gewinn durch Verzicht, vor 850 Jahren schon eine populäre Maßnahme.

Einen ähnlichen Ansatz hatte auch der Leibarzt des ersten preußischen Königs, Friedrich Hoffmann (1660 bis 1742), der ein Fastenbuch schrieb, in dem es darum ging, wie man durch Mäßigung und Fasten schwere Krankheiten kurieren kann. Im 19. und 20. Jahrhundert tauchten dann die ersten Namen auf, mit denen wir auch heute noch Pioniere in Sachen Heilfasten verbinden. Johannes Schroth (1798 bis 1856) kombinierte seine vegetarische Diät mit Trocken- und Trinktagen und für Pfarrer Sebastian Kneipp (1821 bis 1897) – heute mit sei-

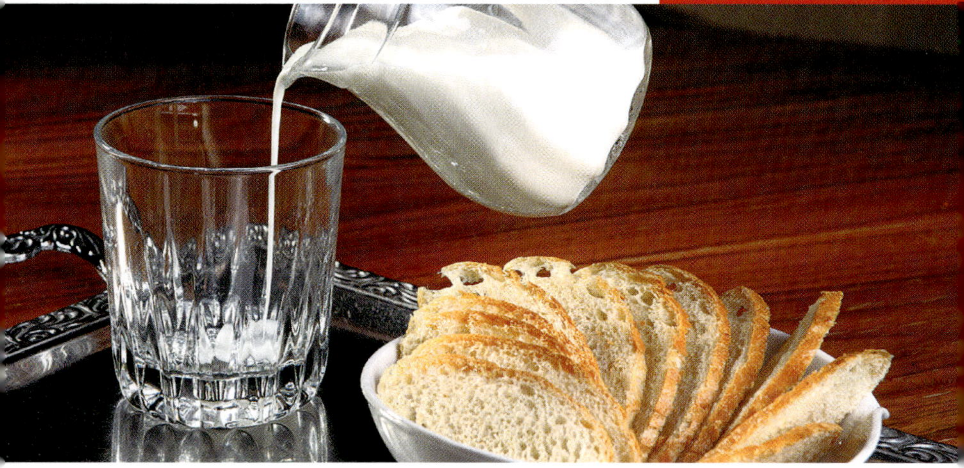

ner Kneipp-Therapie populärer denn je – war das Fasten bei akuten Infektionskrankheiten angesagt.

*Bei der Mayr-Kur bekommen die Patienten Brötchen oder Brot, das sehr lange gekaut werden muss, sowie Milch zum Trinken.*

Für die heutigen Fastenrichtungen sind zwei Männer besonders bedeutend: Franz Xaver Mayr (1875 bis 1965) und Otto Buchinger (1878 bis 1966). Für Mayr, der aus Österreich stammte, war ein kranker Darm sozusagen die Wurzel aller Probleme. Er entwickelte eine ganz eigene Diagnostik und war der Überzeugung, dass durch die Säuberung, Schonung und Schulung des Darmes der Patient nachhaltig gesunden wird. Aus Sicht von F. X. Mayr werden Krankheiten vor allem dadurch hervorgerufen, dass die Menschen zu hastig, zu spät und zu viel essen. Mayr entwickelte sowohl ein Teefasten als auch eine Diät, in der nur Milch und Brötchen gegeben werden. Auch in der Schlosspark-Klinik in Gersfeld verzeichnet Dr. von Rosen mit dieser Therapie Erfolge.

Und selbst im Profifußball gibt es manchmal erstaunliche Entwicklungen: Als der Schweizer Fuß-

## MAYR-KUR

Die Mayr-Kur wurde von dem österreichischen Arzt Franz Xaver Mayr entwickelt. Es handelt sich um ein modifiziertes Fasten in Form einer Milchdiät. Morgens müssen die Patienten einen Viertelliter lauwarmes Wasser mit Bittersalz trinken. Als Frühstück und mittags bekommen die Patienten Brötchen oder Brot, zu denen Milch gelöffelt wird. Mayr ging es vor allem darum, den Patienten zum bewussten Essen zu erziehen, da er sehr lange kauen soll. Am Abend wird nur getrunken, Wasser oder Kräutertees. Begleitet wird die Kur von täglichen Bauchmassagen und Leberwickeln.

baller Mario Cantaluppi, Kapitän des FC Nürnberg in der Bundesligasaison 2004/2005, dauernd muskuläre Probleme hatte und verletzt war, empfahl ihm sein Mannschaftsarzt eine Mayr-Kur – mit durchschlagendem Erfolg. Cantaluppi fühlte sich schnell besser und hatte vor allem verstanden, worum es ging: Durch den Verzicht auf die eingefahrenen Essensgewohnheiten gewann er eine ungeahnte Leistungsfähigkeit als Fußballer zurück.

Der zweite Pionier neben Franz Xaver Mayr in Sachen Fastenkuren war Otto Buchinger. Er kam wie so viele andere Fastenärzte durch eigene Krankheit auf den naturheilkundlichen Weg. Mit 40 Jahren wurde er als Marineoffizier aus dem Dienst entlassen, da er an Gelenkrheuma litt. Mit großem Erfolg machte er eine Fastenkur und konnte danach seine Gelenke wieder weitgehend schmerzfrei bewegen. Er widmete hernach sein Leben dem Heilfasten, gründete mehrere Kliniken und schrieb 1935 sein bekanntestes Buch zu diesem Thema („Das Heilfasten & seine Hilfsmethoden“).

## DEN KÖRPER ENTSCHLACKEN

Die Grundidee beim Fasten ist, dass der Körper von Giftstoffen entschlackt wird. Das entspricht dem naturheilkundlichen Ansatz, dass sich vor allem durch ungesunde Lebensweise und falsches Essen der Körper des modernen Menschen zu einem „Müllabladeplatz“ für Zellgifte verwandelt, die einem das Leben schwer machen und Krankheiten auslösen können. Der naturheilkundliche Arzt spricht hier von „Schlacken".

Der Körper nimmt mit der Nahrung Kohlenhydrate, Eiweiße und Fett auf. Aus diesen Stoffgruppen gewinnt er die Energie, die er braucht: täglich rund 2 500 Kalorien bei einem Erwachsenen. Die Nahrung, die man über den täglichen Bedarf zu sich nimmt, wird in Form von Fett und Eiweiß gespeichert – der Bierbauch und die Fettpölsterchen an der Hüfte zeugen nur allzu oft von den kleinen und größeren Sünden.

Für den menschlichen Körper ist allerdings das Speichern von Energie nur logisch – man weiß ja nie, ob es nicht kurzfristig nichts zu essen gibt und man längere Zeit ohne Nahrung überleben muss. Jedoch kommen Notzeiten in der heutigen westlichen Gesellschaft eher seltener vor. Das Fasten setzt im Körper einen so starken Reiz durch den Entzug der Nahrung, dass die oftmals eingeschlafene körpereigene Regulation von Hormonen, Nervenimpulsen und Botenstoffen wieder in Gang kommt.

Ein großer Vorteil ist auch, dass man beim Fasten keine Energie zum Verdauen braucht – ansonsten eine der Hauptbeschäftigungen des Körpers. Da mehr Ressourcen zur Verfügung stehen, kann der Körper diese auch nutzen und die giftigen Abfallstoffe ausscheiden.

### WER SOLL NICHT FASTEN?

Fasten ist im Prinzip jedem Menschen möglich, gleichwohl gibt es Indikationen, bei denen man nicht fasten sollte. Zum Beispiel sind Menschen mit Durchblutungsstörungen im Gehirn im fortgeschrittenen Stadium den Anforderungen des Fastens nicht gewachsen. Auch sehr stark untergewichtige Menschen sollten nicht fasten, ebenso Patienten mit zehrenden Erkrankungen wie aktiver Tuberkulose oder einer schweren Fehlfunktion der Schilddrüse.
Bei Kindern hängt der Wille zum Fasten sehr vom Kind ab.

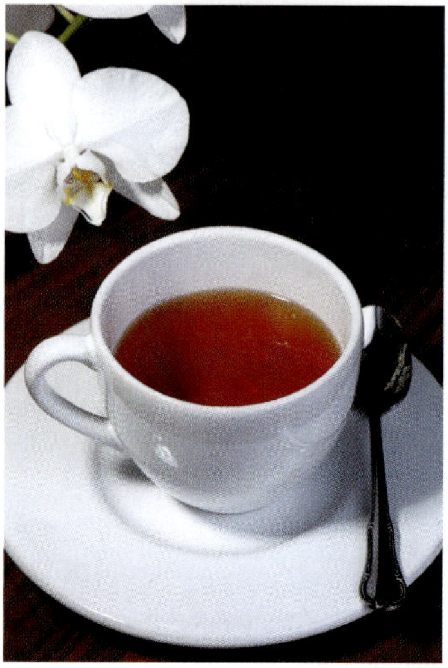

*Beim Buchinger-Fasten spielen vor allem Kräutertees eine Rolle.*

## STIFTUNG WARENTEST: KONZEPT IST PLAUSIBEL

Die Vorgänge, die das Fasten im Körper auslöst, und ihre therapeutische Wirksamkeit werden heute nicht mehr angezweifelt. Die Stiftung Warentest schreibt in ihrem 2005 erschienen Buch zum Thema Naturheilkunde, dass „das Konzept des Heilfastens wissenschaftlich plausibel“ sei. Ein Organismus ohne Nahrung stellt seinen Stoffwechsel so um, dass die gespeicherten Energie-Reserven angezapft werden, um weiter den Stoffwechsel aufrecht zu erhalten. Die Zuckerspeicher im Körper werden relativ schnell geleert und schon ab dem zweiten Tag wird auch auf die Fettdepots zurückgegriffen und Eiweiß abgebaut, um Zucker zu gewinnen für die Versorgung von Muskeln und Gehirn. Nach einigen Tagen stellt sich sogar das Gehirn darauf um, nicht nur Zucker als Energielieferant zu akzeptieren, sondern ebenso Fettabbauprodukte.

## ÜBER 300 STUDIEN BEWEISEN WIRKSAMKEIT

Das Konzept des Fastens ist also wissenschaftlich plausibel – und die Wirkung ist mehrfach nachgewiesen. Eine Anfrage bei der Karl und Veronica Carstens-Stiftung in Essen ergab über 300 verschiedene Dokumente und Studien, in denen – natürlich wissenschaftlichen Maßstäben genügend – die Wirksamkeit einer Fastentherapie aufgezeigt wird. Die Stiftung des ehemaligen Bundespräsidenten und seiner Frau hat es sich zur Aufgabe gemacht, die Forschung auf dem Gebiet der Naturheilkunde zu fördern. Bewiesen wurde die Wirksamkeit einer Fastentherapie unter anderem bei chronischem Rheuma – und zwar nach üblichen wissenschaftlichen Kriterien. Bei anderen Krankheitsbildern gibt es Studien, die geringere wissenschaftliche Qualität haben, aber dennoch einen positiven Effekt des Fastens aufzeigen.

*„Wenn du nicht mehr bereit bist, dein Leben zu ändern, kann dir nicht geholfen werden.“*

*Hippokrates*

Es gibt auch Studien, die den Effekt des Fastens auf den Spiegel des so genannten Glückshormons Serotonin im Blut – ein Nervenbotenstoff – untersuchen. Eine Studie zeigte, dass durch das Fasten der Serotonin-Spiegel im Blut der Patienten höher bleibt, da die Wiederaufnahme des Botenstoffes in den Nervenzellen verhindert wird. Wenn der Serotonin-Spiegel im Blut relativ hoch ist, fühlen sich die Betroffenen besser – so lässt sich unter Umständen auch die immer wieder zu beobachtende Fasten-Euphorie bei den Patienten erklären. Amerikanische Forscher haben des Weiteren herausgefunden, dass das Fasten im Alter zumindest bei Mäusen lebensverlängernd wirkte.

Einen guten Überblick über die vorhandenen Studien zur Wirksamkeit des Fastens geben auch die Aufsätze in der von Bühring und Kemper herausgegebenen Loseblattsammlung des Springer-Verlags „Naturheilverfahren und unkonventionelle medizinische Richtungen – Grundlagen, Methoden und Nachweissituationen“. In einer auf zwei Jahre angelegten Studie der Landesversicherungsanstalt Baden über die Wirkung des Fastens in der Rehabilitation zeigte sich, dass sich 75 Prozent der Patienten wohler fühlten als vorher und bei 25

Prozent nahmen die chronischen Schmerzen aufgrund der Gewichtsabnahme ab und blieben verschwunden, so lange das Gewicht gehalten wurde. Auch eine Arbeitsgruppe der Universität Ulm berichtet bereits in den 80er Jahren von sehr vielversprechenden Langzeitergebnissen nach ambulanter und stationärer Nulldiät. Es wurde gezeigt, dass totaler Nahrungsverzicht für bis zu vier Wochen und diätorientierte Nachsorge auch nach bis zu drei Jahren noch positivere Langzeitfolgen haben als bisher vermutet. In Schweden zeigte eine Studie, dass sich bei zwölf von 20 Patienten mit rheumatoider Arthritis nach einer Fastentherapie die Schmerzen und die Mobilität der Gelenke deutlich verbessert hatten.

*Viel zu trinken ist beim Fasten wichtig, um Schadstoffe auszuleiten.*

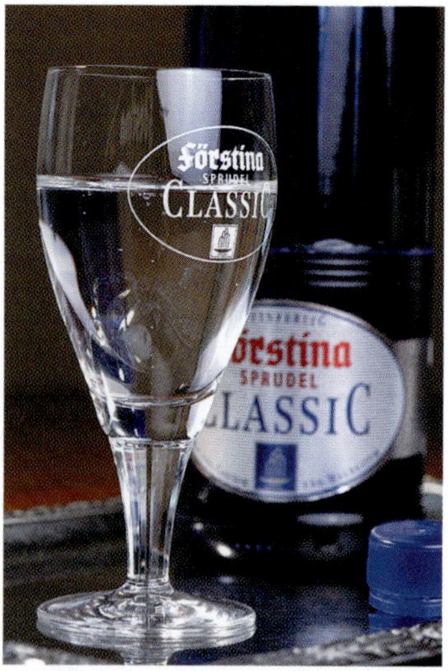


Auch die Stiftung Warentest nennt in ihrem Buch aus dem Jahr 2005 vier kontrollierte Studien, bei denen Patienten mit rheumatoider Arthritis deutliche Besserung verzeichneten. „Sie (die Studien, Anm. der Verf.) sprechen für eine therapeutische Wirksamkeit“, schlussfolgert Stiftung Warentest. Aber das Buch von Krista Federspiel und Vera Herbst hätte nicht für so viel Aufsehen gesorgt, wenn nicht trotz solcher Erkenntnisse am Schluss das Fasten als Therapie kritisiert würde. Zum einen, weil aus Sicht der Warentest-Autoren nicht alleine das Fasten, sondern eine dauerhafte Ernährungsumstellung Erfolge bringt. Zum anderen, weil totales Fasten mit erheblichen Risiken für die Patienten verbunden sein kann.

Beide Argumente sind richtig, zeigen aber, wie kurzsichtig sich mit dem Fasten auseinander gesetzt wurde. Natürlich rät ein seriöser naturheilkundlicher Arzt zu einer Fastentherapie unter ärztlicher Aufsicht in einer Klinik – so wird es in der Schlosspark-Klinik in Gersfeld zum Beispiel gehandhabt. Und natürlich gibt es Patienten, denen man gerade bei Herz-Kreislauf-Erkrankungen nicht zum Fasten raten kann. Und selbstverständlich geht es nach jeder naturheilkundlichen Behandlung darum, dass der Patient erkennt, dass er sein Leben ändern muss, wenn er nicht wieder krank werden will.

## INDIKATIONEN FÜR DAS HEILFASTEN

Unter Heilfasten versteht man den bewussten Verzicht auf Nahrung für eine begrenzte Zeitspanne. Es findet Anwendung bei Übergewicht, Bluthochdruck, Migräne-Patienten, rheumatischen Erkrankungen, Gelenkerkrankungen, Gicht, Hauterkrankungen, Allergien, Erkrankungen des Herz-Kreislauf-Systems, erhöhten Blutfettwerten oder Altersdiabetes.

Das Schlagwort von Dr. Lischka, „Gewinn durch Verzicht“, trifft den Nagel auf den Kopf. Wer diesen ganzheitlichen Aspekt ausblendet, will nur die halbe Wahrheit sehen. Helmut Lützner, der in der Springer-Loseblatt-Sammlung im Jahr 2003 die Grundlagen und Methodik der Fastentherapie beschreibt, sieht das ebenso: „Jahrzehntelange klinische Erfahrung ließ das Konzept zu einer im Bereich der naturheilkundlichen Diätetik standardisierten Therapie reifen, die gelehrt werden kann. Fastentherapie zählt zu den großen Heilmitteln der Naturheilverfahren. Ihre Effizienz wurde in zwei wissenschaftlich begleiteten Langzeitstudien dargestellt. Sie gehört zu den Grundlagen der Therapie chronischer ernährungsabhängiger Krankheiten und der Rehabilitationsmedizin.“

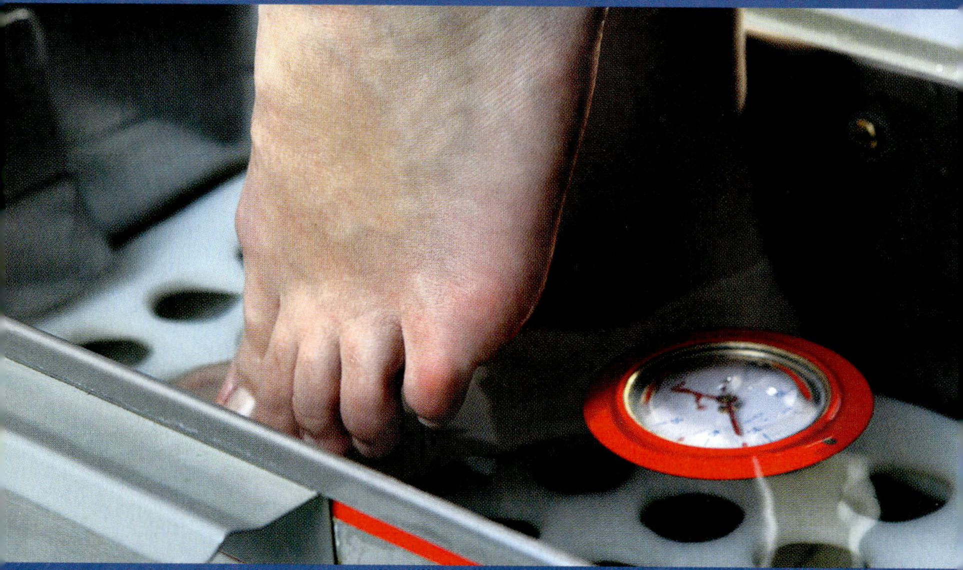

„MAN MUSS AUF DEN GANZEN KÖRPER WIRKEN, WENN MAN DEN KRANKHEITSSTOFF BESEITIGEN WILL.“

SEBASTIAN KNEIPP

# KNEIPP-KUREN – KALTE DUSCHE, WARME FÜSSE

Eines ist für Naturheilkundler, mögen sie noch so unterschiedlichen Richtungen entspringen, immer essenziell: ganzheitliches Denken. Der Patient steht mit all seinen Problemen im Vordergrund und nicht mit einem einzelnen Symptom, das behandelt wird. Außerdem ist es wichtig, dass der Patient aktiv an seiner Gesundung mitarbeitet. Eine Therapieform entspricht diesem Denken ganz besonders: Die Kneipp-Kuren, die auch heute noch, über 180 Jahre nach der Geburt ihres Erfinders, in Deutschland große Popularität genießen.

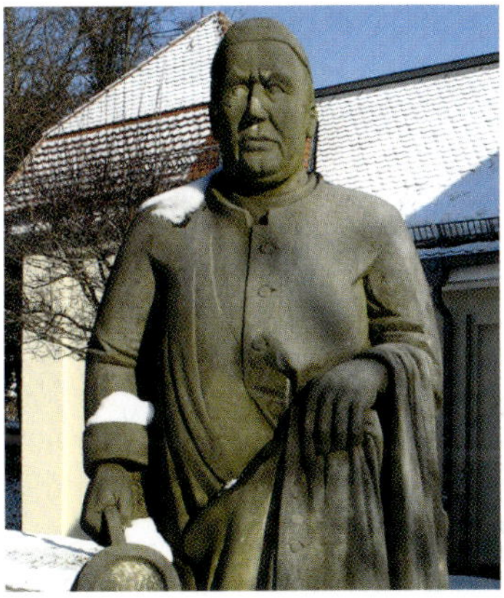

*Pionier der Naturheilkunde im 19. Jahrhundert: Sebastian Kneipp*

1821 wurde Sebastian Kneipp in der Nähe von Ottobeuren geboren. Er hatte eine harte und arbeitsreiche Jugend und lernte bereits als Hirtenjunge die Heilkräuter kennen, mit denen seine Mutter die Kranken im Dorf versorgte. Er wollte Pfarrer werden – doch erst mit 23 Jahren konnte er aufs Gymnasium gehen und wurde mit 31 Priester. Wie so viele andere naturheilkundliche Ärzte – erinnert sei hier an den im vorherigen Kapitel erwähnten Otto Buchinger – kam er durch eigene schwere Krankheit zur Naturheilkunde. Kneipp hatte eine Lungentuberkulose verbunden mit starkem blutigem Husten und großer Erschöpfung. Er las währenddessen das Buch „Unterricht von Kraft und Wirkung frischen Wassers" eines Arztes namens Johann Siegmund Hahn (1696 bis 1773). Die Wasservereine, die sich auf diese damals 100 Jahre alte Schrift stützten, waren

KNEIPP-BUND

Aus den Lehren Sebastian Kneipps Ende des 19. Jahrhunderts entwickelte sich eine beachtliche Erfolgsgeschichte. Die Kneipp-Werke in Würzburg stellen heute noch erfolgreich Kneipp'sche Heilmittel her, der Kneipp-Bund umfasst hunderte Vereine mit über 150 000 Mitgliedern in ganz Deutschland. Auch Bad Wörishofen profitiert von seinen Lehren: Es gehört zu den zehn größten Kurorten Deutschlands.

ungeheuer populär im 19. Jahrhundert – und so unternahm Kneipp selbst eine Experimentiertour und stieg im Winter in den eiskalten Fluss bzw. wandte kalte Güsse aus der Gießkanne bei sich selbst an. Die kalten Tauchbäder und anschließende Dauerläufe brachten Kneipp bei seiner Lungentuberkulose entscheidende Besserung, ebenso wie die Güsse mit kaltem Wasser.

Später bekam Sebastian Kneipp den Beinamen „Cholera-Kaplan", als er bei Cholera-Epidemien durch seine Waschungen Patienten half. Doch dieser Einsatz war der katholischen Kirche damals ein Dorn im Auge, weswegen er 1855 nach Wörishofen versetzt wurde – heute der Sitz des Kneipp-Bundes und mehrerer Kliniken, die erfolgreich zehntausende Patienten in den vergangenen Jahrzehnten behandelt haben.

1866 schrieb Sebastian Kneipp sein Buch „Meine Wasserkur", in dem nicht nur seine Wasserkur, sondern auch seine Gedanken zur Kräuterheilkunde, diätetische Hinweise und allgemeine Empfehlungen zur Gesunderhaltung stehen. Das Buch wurde ein Bestseller nach damaligen Maßstäben und schon bald war Wörishofen zum Mekka für Anhänger der Kneipp'schen Lehren geworden. Es wurden drei große Krankenhäuser gebaut und schon 1890 der erste Kneipp-Stamm-Verein gegründet sowie örtliche Kneipp-Vereine. Im Kneipp-Bund gibt es heute mehrere hundert Vereine und weit über 150 000 Mitglieder.

Sebastian Kneipp erkannte schnell, dass seine Therapie von Ärzten angewandt werden sollte und forcierte dies. Dabei gibt es eine interessante Geschichte: Als Sebastian Kneipp gerade bei Krankheiten wie Cholera und Tuberkulose durch seine Empfehlungen Erfolge erzielte und die Patienten in Scharen nach Wörishofen pilgerten, da gab es natürlich auch eine Menge Menschen, die Kneipp seine Erfolge neideten. Er wurde wegen Kurpfuscherei angezeigt. Doch vor Gericht war Kneipp nicht in der Verteidigungsposition: Der Richter, so heißt es, ließ sich vielmehr Tipps geben, wie er sein Rheuma behandeln könnte.

Kneipps Bücher wurden in zahlreiche Sprachen übersetzt und mehrere hunderttausend Mal auf der ganzen Welt verkauft. In Würzburg werden noch heute in den Kneipp-Werken Heilmittel hergestellt – Kneipp hatte 1891 dem Würzburger Apotheker Leonhard Oberhäußer das alleinige Recht zur Herstellung dieser Heilmittel gegeben.

## EINER DER ERSTEN GANZHEITLICHEN THERAPEUTEN

Die Kneipp'sche Therapie beruht auf fünf Säulen: der Hydrotherapie, also den Wasseranwendungen, der Phytotherapie, also der Pflanzenheilkunde, der Bewegungstherapie und der Ernährung sowie der Ordnungstherapie.

Die Kneipp-Kur beruht im Prinzip auf den Grundsätzen der so genannten Humoralpathologie, die von Hippokrates entwickelt wurde. Diese Lehre geht davon aus, dass Krankheitsstoffe ausgeleitet werden müssen. Diese Ausscheidung kann über den Darm, die Nieren oder auch die Haut erfolgen. Gefördert wird das durch verschiedene Anwendungen – mit Wasser, Kräutern, Fasten, Schwitzen und natürlich Bewegung in frischer Luft.

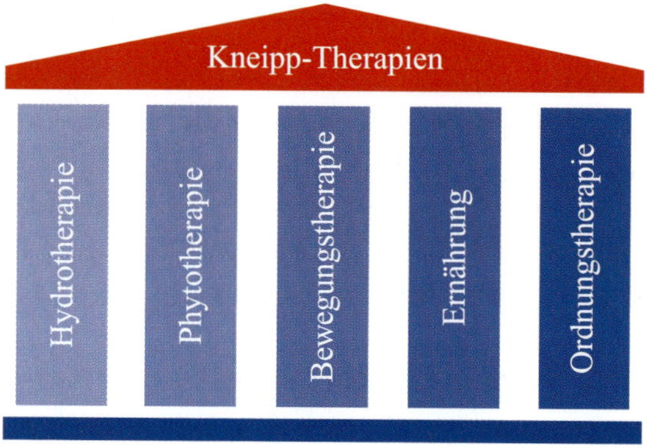


*Die fünf Säulen der Kneipp-Therapie für ein Ziel: Gesundheit*

## VIELFÄLTIGE ANWENDUNGEN

Die Anwendungsbereiche der Kneipp'schen Therapie sind vielfältig. Sie ist zur allgemeinen Gesunderhaltung und Abhärtung des Körpers geeignet und wird öfters angewandt, um stressbedingte Krankheiten zu lindern, psychovegetative Störungen zu mildern oder chronische Leiden zu beseitigen. Man kann sie bei Durchblutungsstörungen, Herz-Kreislauf-Erkrankungen sowie Schmerzen, Fieber, Entzündungen und Verdauungsproblemen anwenden.

Im Bereich der Hydrotherapie gibt es an die 100 Anwendungen: vom bekannten Wassertreten über den Wickel bis zum Kräuterbad. Bei der Kneipp-schen Pflanzenheilkunde werden pflanzliche Mittel vor allem äußerlich als Bäder, Öle zum Inhalieren

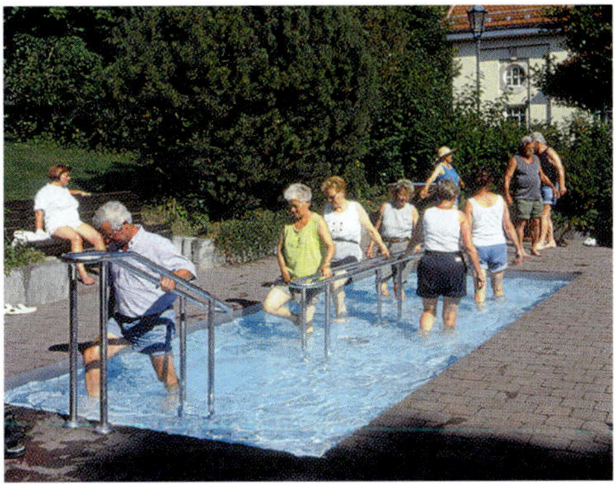

Die wohl populärste Kneipp-Anwendung: das Wassertreten.

oder in Form von Umschlägen angewandt. Ein ebenso wichtiger Aspekt der Kneipp-Kuren ist die Bewegungstherapie – sich nach einer Wasseranwendung zu bewegen, steht hoch im Kurs. Sebastian Kneipp ließ seine Patienten zum Beispiel nach einer Wasseranwendung Holz hacken oder im Garten arbeiten. Heutzutage werden eher Spaziergänge bzw. leichter Sport empfohlen. In Sachen Ernährung trat Kneipp, der selbst kein Kostverächter war, für mäßiges Essen ein. Ein ebenso wichtiger Aspekt, wenngleich aus den christlichen Gedanken eines Pfarrers entwickelt, ist die Ordnungstherapie Kneipps. Er kümmerte sich um das seelische Wohl der Patienten und wollte Ordnung in ihr Leben bringen – Lebensfreude statt Stress, das war nicht nur vor hundert Jahren ein Thema, sondern ist es im 21. Jahrhundert umso mehr.

„Untätigkeit schwächt, Übung stärkt und Überlastung schadet“ – dieses Motto der Kneipp-Kuren gilt auch heute noch. Für die Wirkungsweise der Kneippschen Anwendungen gibt es eine plausible Erklärung aus der so genannten physikalischen Medizin. Die Haut ist das größte Organ des Menschen. Sie ist im Regelfall bis zu zwei Quadratmeter groß und sie ist ein Organ mit nahezu unglaublichen Fähigkeiten: Sie hat jede Menge Temperatur- und Berührungssensoren, so dass die verschiedenen Reize, die durch die Kneipp-Therapie gesetzt werden, von der Haut auch voll aufgenommen werden können. Wer also ein ansteigendes warmes Fußbad macht, bei

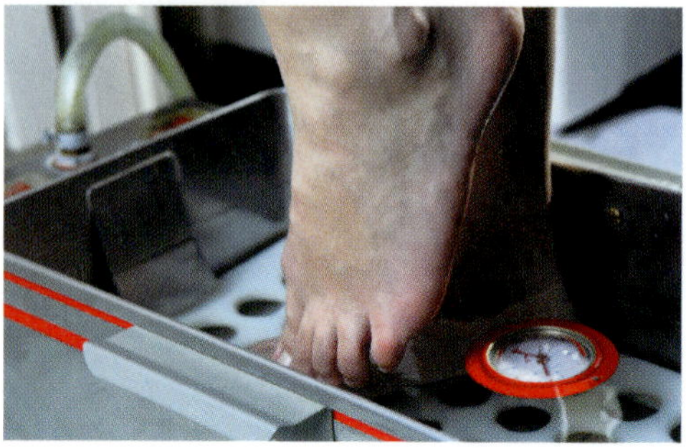

*Das ansteigende Fußbad führt zu einer besseren Durchblutung.*

dem weiten sich die Blutgefäße im Körper unter der Haut nachweislich. Das bedeutet, dass sich die Haut erwärmt. Wer zum Beispiel seine Arme mit kaltem Wasser übergießt, bei dem verengen sich zunächst die Blutgefäße. Kurz darauf weiten sie sich über das normale Maß hinaus – die Folge ist eine wesentlich verbesserte Durchblutung des gesamten Organismus. Durch die Impulse, die die Wasseranwendungen auf das Nervensystem ausüben, werden auch innere Organe angeregt. Das Stresshormon Adrenalin wird ausgeschüttet, im Gehirn läuft die Hormonproduktion auf Hochtouren und das Immunsystem wird stimuliert.

## VIELFÄLTIGE NACHWEISE FÜR DIE WIRKSAMKEIT

*„Wenn die Menschen nur halb so viel Sorgfalt darauf verwenden würden, sich gesund zu erhalten, wie sie unbewusst Mühe verwenden, krank zu werden – die Hälfte der Krankheiten blieben ihnen erspart."*

*Sebastian Kneipp*

Die Wirksamkeit der Kneipp'schen Therapien ist heute vielfältig nachgewiesen. Die Stiftung Warentest gesteht in ihrem 2005 erschienen Buch zu, dass „neuere Untersuchungen zeigen, dass Teilaspekte der Kneipp-Therapie wirksam sind. So zum Beispiel, dass regelmäßige Wasseranwendung die Beschwerden bei Krampfadern verbessert, das Denkvermögen älterer Menschen fördert und die Lebensqualität von Patienten mit Herzinsuffizienz erhöht." Allerdings gibt es für die Stiftung Warentest keinen Beweis, dass die Kneipp-Therapie als Ganzes wirksam ist – deswegen wird sie auch als Ganzes abgelehnt und als „wenig geeignet" bezeichnet. Das sehen aber längst nicht alle Wissenschaftler so. Es gibt zum

Beispiel eine Studie an der Universität von Jena, die die Wirksamkeit Kneipp'scher Anwendungen für das Immunsystem nachweist. Mit der Studie wurde aus Sicht der Thüringer Wissenschaftler belegt, dass die Kneipp'schen Güsse dazu beitragen, die Anfälligkeit der untersuchten Patienten gegenüber Grippeviren deutlich zu reduzieren. Untersucht wurden Patienten mit chronischer Bronchitis, die aufgrund ihrer eingeschränkten Lungenfunktion öfters Infekte haben. Kneipp-Kuren halfen ihnen.

Der Leiter der Forschungsaußenstelle Bad Wörishofen und des Fachbereichs Kurortmedizin des Instituts für Gesundheits- und Rehabilitationswissenschaften e.V. der LMU München, Professor Jürgen Kleinschmidt, übt deutliche Kritik an der Einschätzung der Stiftung Warentest, die Kneipp-Therapie als Ganzes sei wenig geeignet: „Solche Darstellungen stellen eine unzulässige Vereinfachung dar und sind darum nicht haltbar. Hier wird die wissenschaftliche Bewertung auf eine von mehreren Beurteilungsmethoden verkürzt. Danach stünde dann auch die Wirksamkeit von Blinddarm-Operationen in Frage."

*Der schnelle Wechsel zwischen warmem und kaltem Wasser stärkt die Gesundheit.*

Bruno Frank, Leiter der Abteilung medizinische und pharmazeutische Forschung und Wissenschaft der Kneipp-Werke in Würzburg, betont, dass „klassische Naturheilverfahren ein unverzichtbarer Bestandteil nicht nur für allgemeine Gesundheitsförderung und Prävention, sondern auch in der

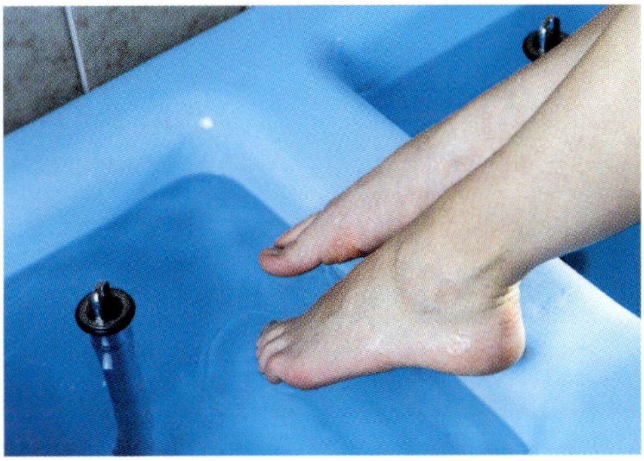

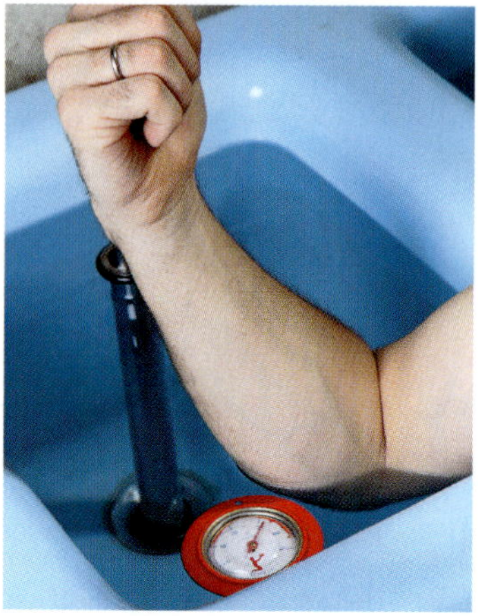
*Die Armbäder mit wechselnd warmem und kaltem Wasser sind eine bewährte Kneipp'sche Therapie.*

gezielten Behandlung von akuten Beschwerden und chronischen Zivilisationskrankheiten sind". Und für Klaus Holetschek, Bürgermeister von Bad Wörishofen, ist eines klar: „Wer den Nutzen der Kneipp-Therapie bezweifelt, kann auch gleich das ganze Thema Prävention in Frage stellen."

Studien, die eine Wirksamkeit der Kneipp-Therapie aufzeigen, gibt es durchaus. So wurde zum Beispiel gesteigerte körperliche Leistungsfähigkeit 1988 von Wissenschaftlern in einer Studie mit 74 Patienten mit Herz-Kreislaufbeschwerden aufgezeigt. Die Patienten waren nach einer Kneipp-Kur 20 Prozent leistungsfähiger. 1974 wurde in einer Studie mit 1925 Patienten nachgewiesen, dass durch die Kneipp-Kur Schlafstörungen gemildert wurden, innere Unruhe sich legte und allgemein sich die Stimmung der Probanden gebessert hatte.

In der Datenbank der Karl und Veronica Carstens-Stiftung, die seit vielen Jahren die Forschung im Bereich der naturheilkundlichen Therapien unterstützt, finden sich acht kontrollierte klinische Studien, die aus den Jahren 1998 bis 2003 stammen und allesamt eine Wirksamkeit Kneipp'scher Anwendungen in verschiedenen Bereichen bestätigen. Nachgewiesen wird unter anderem eine Verbesserung der Immunregulation durch Wassertreten oder die positive Auswirkung der Kneipp-Kur als standardisierte Komplex-Therapie auf Schmerz, Lebensqualität und Medikamentenverbrauch. Bei dieser Kohortenstudie wurden die Patienten auch nach einem Jahr noch einmal befragt, um die Nachhaltigkeit der Kneipp-Kur zu erforschen. Ergebnis: Die Kneipp-Therapie hatte nachhaltigen Erfolg.

Außerdem finden sich in einer Datenbank des Instituts für Medizinische Balneologie und Klimatologie der LMU München über 1 200 Veröffentlichungen aus der Kurortmedizin und der physikalischen Medizin sowie über 300 Dissertationen zu dem Themenkomplex, die nur das Münchner Institut seit Beginn der 50er Jahre veröffentlicht hat. Sehr beeindruckend ist auch die Datenbank des Sebastian-Kneipp-Instituts in Bad Wörishofen: über 15 000 verschiedene wissenschaftliche Arbeiten zu Naturheilverfahren und natürlich auch zu vielen Bereichen der Kneipp'schen Lehre werden in der Datenbank aufgelistet.

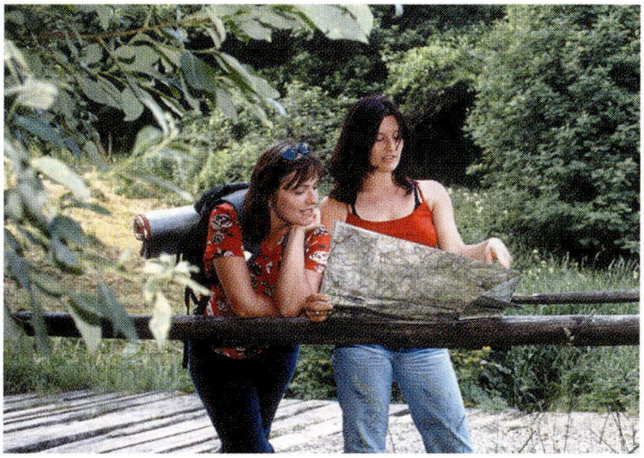

*Bewegung wie beim Wandern ist ein Bestandteil der Kneipp'schen Kur.*

Interessant ist auch die im Jahr 1999 veröffentlichte Studie zur Effizienz der Kneipp-Kur bei Herz-Kreislauf-Krankheiten. 363 Patienten, die ein so genanntes „multimorbides“ Krankheitsbild – also viele verschiedene Krankheiten gleichzeitig – aufwiesen, wurden mit der Kneipp'schen Hydrotherapie behandelt. Über die Hälfte der Patienten hatte Herz-Kreislaufprobleme, der Altersdurchschnitt betrug rund 60 Jahre. Durch die Kneipp'sche Hydrotherapie ergaben sich signifikante Verbesserungen bei den Kriterien „EKG-Befund“, „Schwindel“, „unspezifische Herzbeschwerden“ sowie Herzinsuffizienz und Venenerkrankungen.

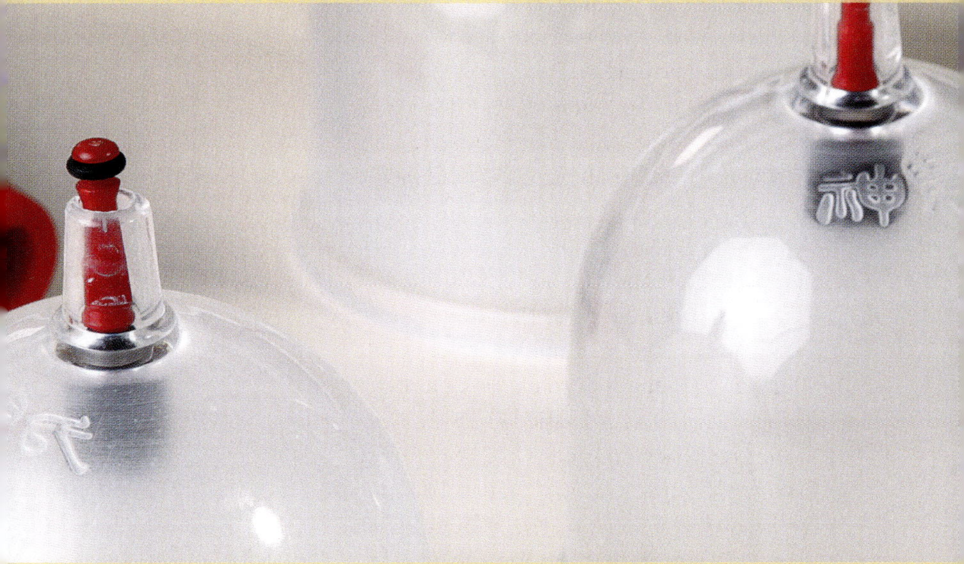

„WO EIN SCHMERZ IST,
DA MACH EIN LOCH
UND LASS IHN HINAUS.“

PARACELSUS

## Schröpfen, Blutegel und Aderlass –
# KLEINER RITZ, GROSSE WIRKUNG

„Wo ein Schmerz ist, da mach ein Loch und lass ihn hinaus" – diese schlauen Worte sagte vor vielen hundert Jahren Theophrastus Bombastus von Hohenheim, besser bekannt als Paracelsus. Der Arzt aus dem Mittelalter – er lebte von 1493 bis 1541 – beschrieb damit treffender als jeder andere die tiefere Wirkung der vielfältigen ausleitenden Therapien.

Um zu verstehen, warum die ausleitenden Therapien – im Folgenden liegt der Schwerpunkt vor allem auf dem Schröpfen, dem Aderlass und der Behandlung mit Blutegeln – solch ein essenzieller Bestandteil des naturheilkundlichen Verständnisses des menschlichen Körpers sind, kommt man an der Humoraltherapie nach Dr. Bernhard Aschner nicht vorbei. Krankheiten entstehen für einen naturheilkundlichen Arzt vor allem dadurch, dass sich die meisten Menschen ungesund ernähren und zu wenig bewegen – die Verschlackung des Bindegewebes mit allerlei Stoffen, die im Körper nichts verloren haben, ist die Folge (siehe auch Kapitel „Das Modell Dr. von Rosen", ab Seite 88).

Unter der Humoraltherapie versteht man im weitesten Sinne die Lehre von den im Körper zirkulierenden Flüssigkeiten, dem Stoffwechsel und die daraus resultierende Bedeutung für die einzelnen Zellen. Für den Wiener Mediziner Aschner, der

1960 mit 77 Jahren starb, ist Krankheit die Folge von Unstimmigkeiten der genannten Parameter. Im Prinzip ist es wie bei einem Spülmaschinensieb: Ist dieses verstopft, weil man vergessen hat, es zu reinigen, dann werden die Teller beim nächsten Spülgang sicher nicht sauber werden. Damit das Geschirr und die Gläser wieder sauber werden, muss das Spülmaschinensieb gereinigt werden. Und damit es mit den Zellen und dem Stoffwechsel wieder klappt, muss auch der Körper gereinigt werden – und zwar von all den Abfallstoffen, die sich im Bindegewebe einlagern, weil das so genannte Molekularsieb als Kontrollstation zwischen Zelle und Kapillare sonst nicht funktioniert. An diesem Punkt setzen also die ausleitenden Therapien an – den Stoffwechselmüll aus dem Körper leiten und gleichzeitig die Selbstheilungskräfte des Körpers aktivieren. Je besser das gelingt, desto besser wird auch die Funktion der Organe.

*„Glücklich leben und naturgemäß leben ist eins.“*

*Lucius Annaeus Seneca*

Bei vielen naturheilkundlich tätigen Kliniken spielen Ausleitungstherapien wie das Schröpfen, die Blutegeltherapie oder der Aderlass bei der Entschlackung des Patienten eine wichtige Rolle im Therapienspektrum. Und zwar nicht nur, weil es damit gute Erfahrungen gibt, sondern, weil es auch in diesem Bereich mittlerweile Studien gibt, die nachweisen, dass ausleitende Therapien wirksam sind.

## STÖRUNG DER KÖRPERSÄFTE

Die Medizin in Europa stützte sich bis zum Beginn der naturwissenschaftlichen Ära im 19. Jahrhundert auf die so genannte Humoralpathologie. Krankheit wurde von den Humoralpathologen als eine Störung des so genannten humoralen Milieus gesehen – also die Verschlackung der Körpersäfte, abgeleitet von dem lateinischen Wort „humores“ für Säfte. Wie in so vielen medizinischen Bereichen trifft man auch hier wieder auf Hippokrates von Kos, der die Lehre von den vier Kardinalsäften (gelbe und schwarze Galle, Schleim und Blut) aufstellte. Er schloss, dass ein Organ gereinigt werden kann, wenn es krank ist und zwar über äußerliche Maßnahmen an der Haut, wodurch schädliche Stoffe aus dem System ausgeleitet werden.

Bevor der Blutkreislauf entdeckt wurde, stellten sich die Humoralpathologen den Körper als ein Behältnis verschiedener Säfte vor. Die Ärzte glaubten, dass durch Krankheiten Ungleichgewichte bzw. Vergiftungen bei den Körpersäften entstehen würden. Hippokrates nannte dies eine Dyskrasie, also eine schlechte Mischung der Säfte, im Gegensatz zur Eukrasie, der gleichmäßigen Verteilung der Säfte. Das Wissen der Humoralmedizin wurde im Laufe der Jahrhunderte immer weitergegeben – im Mittelalter war der bedeutendste Vertreter Paracelsus.

Unterschieden werden bei den Ausleitungstherapien drei übergeordnete Methoden. Es gibt ausleitende Methoden am Blutstrom, wie das Schröpfen, das Blutegelsetzen und den Aderlass, die im Folgenden auch im Vordergrund stehen. Darüber hinaus gibt es Methoden am Lymphstrom und Immunsystem, wie der Baunscheidtismus oder das Cantharidenpflaster sowie Methoden an inneren Oberflächen und Drüsen, wie zum Beispiel das Fasten.

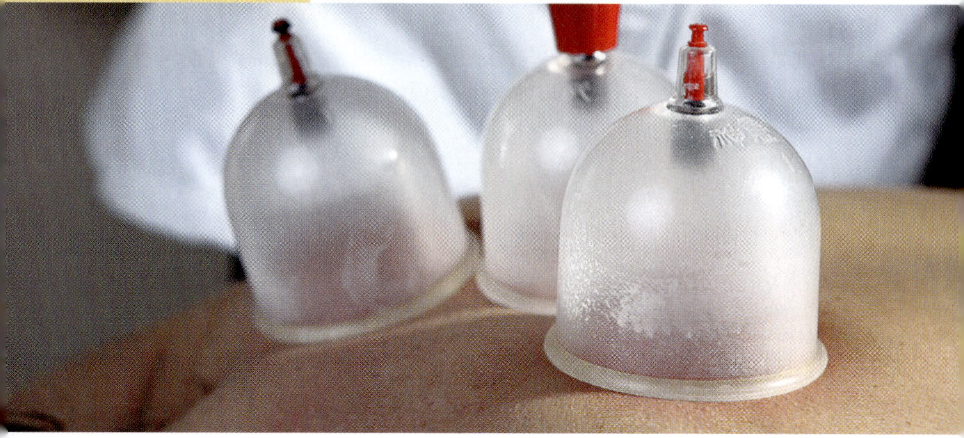

# DAS SCHRÖPFEN

Das Schröpfen ist eine uralte Therapie, die bereits vor gut 3 000 Jahren zum ersten Mal in Mesopotamien beschrieben wird und sich in allen Kulturen seither findet. Beim Schröpfen werden Gefäße auf die Haut aufgesetzt, in denen dann Unterdruck erzeugt wird. Durch diesen Unterdruck wird die betreffende Hautregion vermehrt durchblutet. Beim so genannten blutigen Schröpfen wird gleichzeitig noch eine Ableitung von Blut bewirkt, indem vor dem Setzen des Schröpfgefäßes die Haut eingeritzt wird. Das Wort Schröpfen ist im Übrigen aus dem Althochdeutschen. Es bedeutet „eine Verletzung setzen, kratzen“. Das blutige Schröpfen wird heute bei Ärzten weniger angewandt – das unblutige dafür umso mehr. Vor allem Dr. Bernhard Aschner ist es zu verdanken, dass das Schröpfen im 20. Jahrhundert wieder populär wurde.

Die Wirkung des Schröpfens, das fast ausschließlich am Rücken des auf dem Bauch liegenden Patienten angewandt wird, ist oftmals verblüffend. Der lokale

Unterdruck über dem ausgewählten Hautareal erzeugt einen Sog, der sich positiv auf den Blut- und Lymphfluss auswirkt. Der Stoffwechsel wird durch eine bessere Durchblutung angeregt und damit auch das Ausleiten von Schadstoffen, das zum Beispiel beim Schwitzen über die Haut erfolgt. Muskeln, die tiefer im Körper liegen, profitieren ebenfalls vom Schröpfen – besonders bei Patienten mit starken Verspannungen ist das zu beobachten.

## VOM SCHRÖPF-GOTT ZU DEN HEAD-ZONEN

Zum Glück ist man heute in der Lage, die positiven Wirkungen des trockenen Schröpfens weitgehend erklären zu können. Im alten Griechenland war man darob so verblüfft, dass man mit Telesphorus gleich einen Gott des Schröpfens brauchte, um sich die Wirkung überhaupt erklären zu können. Ende des 19. Jahrhunderts hatte Telesphorus dann endgültig ausgedient: Der englische Neurologe Henry Head (1861 bis 1940) fand heraus, dass es besonders schmerzempfindliche Hautareale gibt, die über dem ganzen Körper verteilt sind und über Nervenbahnen mit inneren Organen in Verbindung stehen. Ist ein solches Organ krank, wirkt das auch auf das entsprechende Hautareal. Nach ihrem Entdecker werden diese sensiblen Hautareale auch Head-Zonen genannt. Nicht nur beim Schröpfen, sondern auch bei der so genannten Reflexzonenmassage spielen sie eine wichtige Rolle und genießen auch schulmedizinische Anerkennung. Allerdings ist es derzeit nicht möglich, die Wirksamkeit des Schröpfens auch anhand von Studien zu belegen, da zu diesem Bereich bisher keine Studien erstellt worden sind.

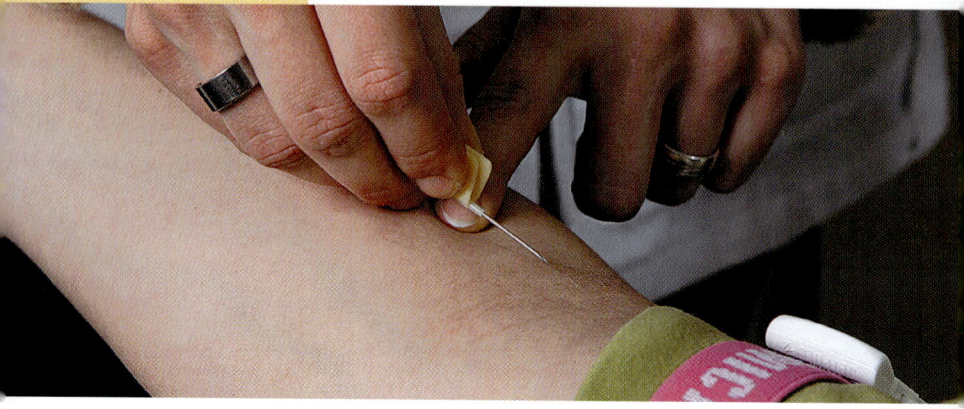

# DER ADERLASS

Ein ebenso seit Jahrtausenden bewährtes ausleitendes Verfahren wie das Schröpfen ist der Aderlass. Damit wird die künstliche Öffnung einer Vene mit therapeutischer Blutentnahme bezeichnet. Im klassischen Griechenland war der Aderlass geschätzt gemäß den Lehren des Hippokrates. Auch im Mittelalter wurde er gelehrt, doch im Frankreich unter Ludwig XV. geriet der Aderlass in Verruf – es war eine Mode unter den Adeligen geworden, die so übertrieben wurde, dass es sogar zu Todesfällen kam. Heute hat sich gezeigt, dass es durchaus medizinische Indikationen gibt, bei denen der Aderlass hilft und dass es auch eine Reihe von Studien gibt, die die Wirksamkeit nachweisen.

Keine andere Behandlung als den Aderlass gibt es zum Beispiel bei zwei seltenen Blutkrankheiten – der Polyzythämie, bei der zu viele rote Blutkörperchen vorhanden sind und der Eisenspeicherkrankheit, der so genannten Hämochromatose, bei der krankhaft im Körper Eisen eingelagert wird, was sich im fortgeschrittenen Stadium durch eine Bronzefärbung der Haut bemerkbar macht. Ein Aderlass, wenn er professionell und mit der nötigen Sorgfalt von einem naturheilkundlichen Arzt durchgeführt wird, bewirkt eine Reinigung des Blutes. Das Blut wird darüber hinaus angeregt, sich wieder neu zu bilden, wodurch auch das Immunsystem angeregt wird.

Über die Wirkmechanismen und die Beeinflussung des Hämatokrit-Wertes – der Blutgerinnungswert gibt den prozentualen Anteil der roten Blutkörperchen im Blut an – durch den Aderlass gibt es vielfältige Studien und Theorien. Internationaler Standard, so die Darstellung im vom Springer Verlag herausgegebenen Standard-Werk „Naturheilverfahren und unkonventionelle medizinische Richtungen", ist die schulmedizinische Indikation des Aderlasses bei der Eisenspeicherkrankheit, bei der Polycythämia vera (eine Erkrankung der blutbildenden Zellen im Knochenmark) sowie unter anderem bei Störungen der druckbelasteten rechten Herzkammer in Folge einer Drucksteigerung im Lungenkreislauf (genannt Cor pulmonale). Die Wirkung des Aderlasses bei den genannten Krankheiten ist gemäß der Darstellung nach Michalsen größtenteils in den einschlägigen Lehrbüchern durch Grundlagenforschung und klinische Studien belegt.

Eine Anfrage bei der Karl und Veronica Carstens-Stiftung in Essen, die sich der Erforschung und Förderung alternativer Therapien verschrieben hat, erbrachte

### ADERLASS

Im Prinzip verläuft der Aderlass wie Blutspenden. Aus einer möglichst großen Armvene wird Blut entnommen. Die Menge hängt vom Alter des Patienten und von der Höhe des Hämatokrit-Wertes im Blut ab. Wer über 60 Jahre alt ist, sollte bei einem Aderlass nicht mehr als 100 ml pro Sitzung verlieren, jüngeren Patienten werden bis zu 250 ml Blut abgenommen.

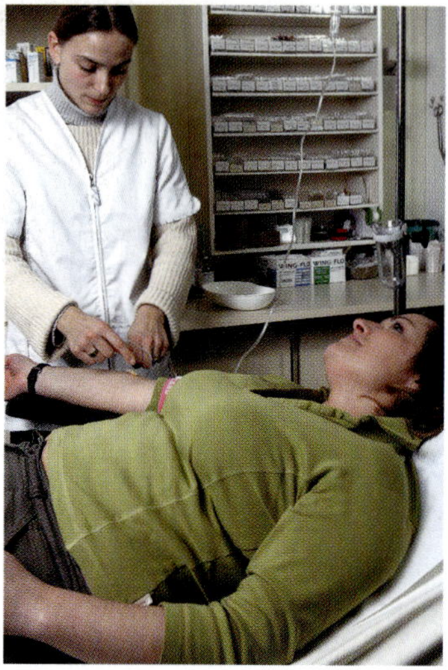

*Ein korrekt durchgeführter Aderlass kann vielfältige Beschwerden lindern.*

sieben kontrollierte klinische Studien, in denen die Wirksamkeit des Aderlasses erwiesen wurde. In einer mehrjährigen amerikanischen Studie wurde darüber hinaus bestätigt, dass der Aderlass einen kräftigenden Effekt haben kann. Eine drei Mal jährlich zur Ader gelassene Patientengruppe hatte gemäß dieser Studie signifikant weniger und minder schwere Fälle von Herz-Kreislauf-Erkrankungen als eine unbehandelte Kontrollgruppe.

Eine weitere kontrollierte Studie aus dem Jahr 1990 stammt von der Universität Witten-Herdecke. Dabei wurden 58 Frauen, die an Wechseljahresbeschwerden litten, zur Ader gelassen. Es stellte sich heraus, dass die Beschwerden wie Hitzewallungen, hoher Blutdruck, Kopfschmerzen oder Schlafstörungen durch den Aderlass wesentlich besser wurden im Vergleich zu einer Placebo-Therapie.

## BLUTEGEL

Ebenso ein Teil der ausleitenden Therapien wie der Aderlass und das Schröpfen ist die Anwendung von Blutegeln. Bereits im Jahr 200 vor Christus finden sich erste Beschreibungen der Anwendung mit Blutegeln. Doch wie der Aderlass, so wurde auch die Anwendung der Blutegel im Frankreich des 18. und 19. Jahrhunderts von manchen Ärzten übertrieben. Bis zu 100 Millionen Tiere sollen zum Beispiel nach Frankreich importiert worden sein, so dass der Egel praktisch ausgerottet war. Heute

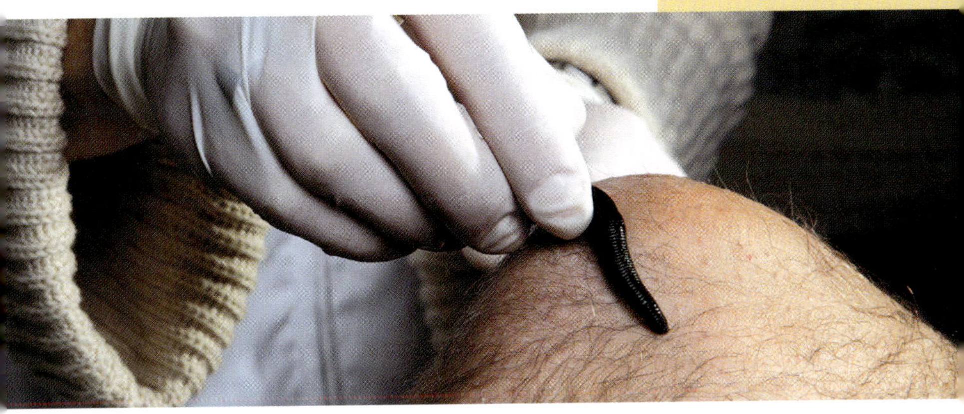

wird er zumeist in Zuchtanstalten kultiviert. Der Blutegel wird oftmals unterschätzt – zwar ist es nur ein kleiner Biss in die Haut, doch dahinter steckt eine erstaunlich große und vor allem nachgewiesene Wirkung. Der Blutegel kann zirka 10 bis 15 Kubikzentimeter Blut einsaugen. Nach zirka 30 bis 60 Minuten fällt er von selbst wieder ab. Es gibt wissenschaftliche Nachweise – unter anderem von Bottenberg (1935) und Tronnier (1986) – die zeigen, dass der Speichel des Blutsaugers einen Wirkstoffcocktail beinhaltet, der sehr positive Auswirkungen auf den Blutkreislauf des Menschen hat. Vor allem die Fließeigenschaften des Blutes werden positiv beeinflusst, zuallererst die Blutgerinnung. Der Speichel hat auch entzündungshemmende und antibiotische Wirkung.

Studien, die die Wirksamkeit der Blutegel-Therapie beweisen, gibt es zwar nicht viele. Doch die, die es gibt, sind eindrucksvoll. Selbst die Stiftung Warentest musste in ihrem der Naturheilkunde eher kritisch

### BLUTEGEL

Die kleinen Blutsauger haben erstaunliche therapeutische Wirkung. Pro Sitzung werden vier bis sechs Blutegel auf der Haut des Patienten an den entsprechenden schmerzenden Stellen angesetzt. Mit Nachblutung liegt der Blutverlust pro Sitzung zwischen 250 und 350 Milliliter Blut. Der Egel saugt sich normalerweise eine Stunde lang voll.

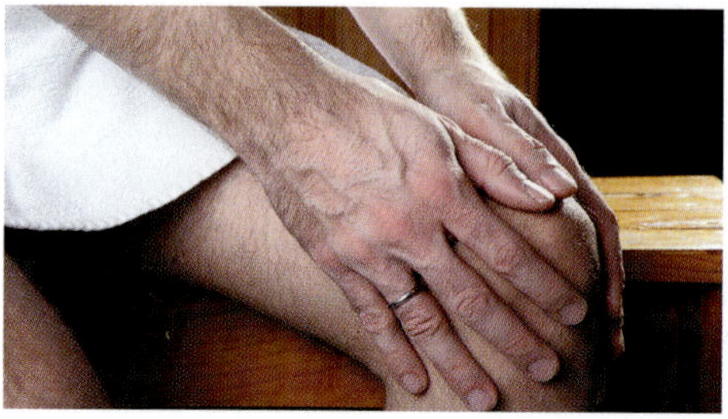

*Wer wegen Kniegelenk-Arthrose Schmerzen hat, kann eine Behandlung mit Blutegeln versuchen.*

gegenüber eingestellten Buch „Die andere Medizin“ aus dem Jahr 2005 zugestehen, dass die Blutsauger ihre Wirkung haben: „Die Blutegeltherapie ist bei Arthrose (Gonarthrose) im Kniegelenk zur Linderung der Schmerzen wirksam. Die Risiken sind bei Beachtung der Vorsichtsmaßnahmen gering. Eine Nutzen-Risiko-Abwägung fällt für Kniegelenkarthrose positiv aus. Die Blutegeltherapie ist zur Behandlung geeignet“, heißt es. Diese Einschätzung basiert unter anderem auf einer Studie mit 51 Patienten mit Kniegelenkarthrose, die entweder mit Blutegeln oder einem entzündungshemmenden Medikament behandelt wurden. Die Blutegel-Gruppe hatte weitaus bessere Resultate, die in einer weiteren Studie bestätigt wurden. Eine unmittelbare Besserung der Schmerzen bei Arthrose-Patienten stellte auch ein Arzt des Klinikums Essen-Mitte im Jahr 2001 fest, als er bei seinen zehn Patienten mit Gonarthrose Blutegel einsetzte. Die Schmerzlinderung war auch nach einem Monat noch vorhanden.

Im Übrigen resultiert die Einschätzung der Stiftung Warentest, dass Blutegel für andere Therapiebereiche als die Kniegelenkarthrose nicht geeignet seien, aus der Logik ihres Buches heraus – die Autoren geben einer Therapie nur dann das Prädikat „geeignet“, wenn für alle anderen medizinischen Indikationen auch Studien die Wirksamkeit nachweisen. Da dies bei der Blutegel-Therapie bisher nur für die Arthrose-Patienten geschah, gilt der Therapiebereich für Stiftung Warentest als „nicht geeignet“.

Die Carl und Veronica Carstens-Stiftung, die seit vielen Jahren intensiv Forschung in dem Bereich der Naturheilkunde betreibt und unterstützt, brachte auf Anfrage eine Liste mit 15 verschiedenen Studien zum Thema „Blutegel“ aus den Jahren 1955 bis 2005. Auch hier zeigte sich gerade bei rheumatoiden Krankheiten, dass man mit Blutegeln den Patienten Linderung verschaffen kann.

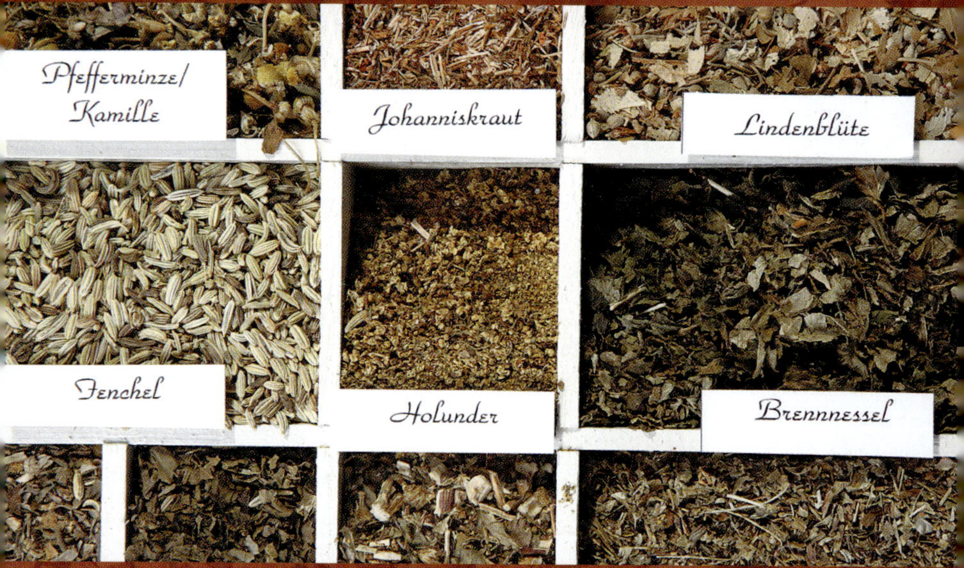


„DIE NATUR BRAUCHT SICH
NICHT ANZUSTRENGEN
BEDEUTEND ZU SEIN,
SIE IST ES.“

ROBERT WALSER

# PFLANZENHEILKUNDE – DIE KRAFT DER NATUR

Es gibt Situationen, da ist es wahrlich ratsam, auf unsere Ahnen zu hören. Zum Beispiel bei der Pflanzenheilkunde, der so genannten Phytotherapie. Abgeleitet von dem griechischen Wort „Phyton" für Pflanze ist die Pflanzenheilkunde einer der ältesten therapeutischen Ansätze in der Naturheilkunde. Zu Recht, denn die alten Griechen und Ägypter mussten sich nicht mit gewinnbringenden Antibiotika auseinander setzen, deren Wirkung heute ins Gegenteil umgekehrt ist. Sie waren deswegen gesund, weil sie sich an das hielten, was ihnen die Natur in ihrem reichhaltigen Garten zu bieten hatte und weil sie in der Lage waren, aus ihren genauen Beobachtungen die richtigen Schlüsse zu ziehen.

Dabei waren sie ihrer Zeit wie in so vielem weit voraus. Im Jahr 2004 veröffentlichte das „Deutsche Ärzteblatt" eine Studie von Emnid, wonach 80 Prozent der Deutschen in einer repräsentativen Umfrage bei Erkältungen, Schlafstörungen, Depressionen und Migräne ein Mittel der Naturmedizin bevorzugen. Und zwar weil die Medikamente gut verträglich sind und nur geringe Nebenwirkungen haben. 82 Prozent der Befragten waren in der Studie überdies der Ansicht, dass natürliche Arzneimittel eine Krankheit heilen. Damit stehen sie nicht alleine: 80 Prozent aller deutschen Hausärzte, so das Komitee Forschung Naturmedizin in einer Studie, geben neben synthetisch hergestellten Medikamenten auch pflanzliche Medikamente an ihre Patienten.

Sich auf die Kraft der Natur zu verlassen, liegt also im Trend. Und natürlich ist es ein großer Markt, mit dem die Hersteller der Phytopharmaka gutes Geld verdienen. Die Weltgesundheitsorganisation der Vereinten Nationen (WHO) beziffert den Umsatz, der mit pflanzlichen Arzneimitteln weltweit erzielt wird, auf gut 50 Milliarden Euro pro Jahr. Interessant ist auch die Tatsache, dass bei den Phytopharmaka in Europa die deutschen Unternehmen führend sind. 45 Prozent aller Medikamente auf pflanzlicher Basis werden in Deutschland hergestellt.

### HILDEGARD-MEDIZIN

Die Klostermedizin nach Hildegard von Bingen erlebt derzeit eine Renaissance. Kurse, bei denen die Lehren der deutschen Heiligen vermittelt werden, stehen hoch im Kurs. Hildegard von Bingen war Äbtissin der von ihr gegründeten Klöster Rupertsberg sowie Eibingen. Geboren wurde sie 1098. Sie starb 1179 in Rupertsberg. Neben ihrer umfangreichen naturwissenschaftlichen Kenntnisse vor allem im Bereich der Kräuterkunde ist sie bekannt für ihre zahlreichen Schriften, in denen sie ihre eigene Tugendlehre sowie mystische Erfahrungen vermittelte.

## VON DEN ÄGYPTERN BIS ZU HILDEGARD VON BINGEN

Im Laufe der Jahrtausende hat sich die pflanzliche Heilkunde zu einer wissenschaftlich fundierten Richtung der Medizin entwickelt – und trotzdem ist sie immer noch Teil der Naturheilkunde. Wenn ein Hersteller ein pflanzliches Medikament auf den Markt bringt, muss er die Wirkung des Präparates wissenschaftlich fundiert nachweisen. Nur dann werden die Medikamente vom Bundesinstitut für Arzneimittel und Medizinprodukte zugelassen und nur durch den wissenschaftlichen Nachweis der Wirksamkeit ist es möglich, dass die Präparate von den Krankenkassen auch bezahlt werden.

Als das Penicillin von Alexander Fleming im September 1929 entdeckt wurde, indem er herausfand, dass Schimmelpilzarten Antibiotika produzierten, war das nichts anderes als eine Beobachtung, die schon die alten Ägypter gemacht hatten. Dort fand sich nämlich eine Anweisung, dass man bei einer faulenden Wunde am Körper diese mit fauligem Brot verbinden solle. Die Ägypter verfügten über ein reichhaltiges Wissen über die Kräfte der pflanzlichen Medizin – fast 900 Rezepte stehen im so genannten „Ebers Papyrus". Und für die Chinesen ist in der Traditionellen Chinesischen Medizin, die heute in Westeuropa und Amerika riesigen Zulauf findet, die Pflanzenheilkunde und Kräuterkunde fast noch wichtiger als die Therapie mit Akupunktur.

### EBERS PAPYRUS

Das Ebers-Papyrus, nach seinem Entdecker Georg Moritz Ebers benannt, ist eine der faszinierendsten Entdeckungen in der Ägyptologie. Es handelt sich um ein Papyrus aus dem Jahr 1552 vor Christus, das als wichtigstes medizinisches Dokument aus der Zeit der Ägypter betrachtet wird. Auf ihm sind in Hieroglyphen mehrere hundert Rezepte und Therapien aufgeschrieben – es werden Krankheiten wie Diabetes oder Arthritis beschrieben und es gibt sogar eine Beschreibung des Blutkreislaufes sowie unter anderem Kapitel über Innere Medizin, Gynäkologie, Zahnheilkunde oder über die chirurgische Behandlung von Brüchen und Tumoren.

In Europa wurde das Wissen über die Kräfte der Natur vor allem in den Klöstern weitergeführt. Heutzutage ist die Hildegard-Medizin ein fester Begriff – sie geht zurück auf die Äbtissin Hildegard von Bingen, die im Mittelalter einen riesigen Wissensschatz über pflanzliche Medikamente aufbaute. Ein weiterer bekannter Vertreter der Pflanzenheilkunde aus dem Mittelalter ist Paracelsus.

*„Wenn wir die Natur auf das reduzieren, was wir verstanden haben, sind wir nicht überlebensfähig."*

*Hans-Peter Dürr*

Auch wenn heute weltweit mehrere Tausend Pflanzenarten für die Herstellung von Arzneien verwendet werden – man sollte trotz allem nicht den Fehler machen, sich bei der Behandlung mit Phytopharmaka bedenkenlos auf ihre Nebenwirkungsfreiheit zu verlassen. Ein pflanzliches Medikament ist darüber hinaus meist kein Medikament, das in der Notfall- oder Akutmedizin angewandt wird. Seine Stärken liegen in der Unterbrechung, Verhütung, Verzögerung oder Behandlung von Krankheitsprozessen, die altersbedingt sind oder sogar schon chronisch.

## STANDARDISIERT UND WISSENSCHAFTLICH BELEGT

*„Die Natur kann von keinem belehrt werden, sie weiß immer das Richtige."*

*Hippokrates*

Für die Zulassung müssen Medikamente auf pflanzlicher Basis strenge Regeln erfüllen. Das einzelne Medikament wird in derselben Zusammensetzung standardisiert hergestellt und der Herstellungsprozess wird kontrolliert, um sicherzustellen, dass in jeder Einzeldosis auch die gewünschte Menge in der nötigen Qualität des jeweiligen Wirkstoffes ist. Allerdings sollte man sich als Patient vor allem an apothekenpflichtige pflanzliche Arzneien halten, will man sichergehen, dass sie auch garantiert wirken.

Bei einem synthetischen Medikament wie zum Beispiel dem Kopfschmerzmittel Paracetamol ist eindeutig definiert, wie es sich zusammensetzt. Jede Tablette ist gleich. Kauft man nun aber unterschiedliche pflanzliche Präparate eines Wirkstoffes, hängt die Wirksamkeit stark von der Dosis des Wirkstoffes in der Tablette ab. Dieses Problem kann man ausschließen, wenn man pflanzliche Medikamente in der Apotheke kauft, denn bei Apothekenpflicht ist gewährleistet, dass vorher die Arzneimittelbehörde die Wirksamkeit des Produkts überprüft hat, sonst wäre es nicht zugelassen worden – im Gegensatz zu frei verkäuflichen Arzneien in Supermärkten oder Drogerien. Die wissenschaftlichen

Belege für die Wirksamkeit der Pflanzenheilkunde sind nichtsdestotrotz äußerst vielfältig und gehen in die Hunderte. Im Folgenden soll nur eine Auswahl der bekanntesten Pflanzen und ihre nachgewiesene Wirkung vorgestellt werden.

## VOM JOHANNISKRAUT BIS ZUR MISTELTHERAPIE

Die Zeitschrift „Reformrundschau“ veröffentlichte im April 2005 eine Top-Ten-Liste der am meisten genutzten Heilpflanzen – angefangen von der Artischocke über Baldrian, Brennnessel, Grünen Hafer und Johanniskraut bis zur Mariendistel, der Rosskastanie, dem Weißdorn, Echinacea und Flohsamen reichte das Spektrum. Für alle ist die Wirksamkeit in vielfältigen Studien nachgewiesen und sie decken ein breites Krankheitsspektrum ab – Johanniskraut und Baldrian zur Beruhigung, Brennnesseln bei rheumatischen Beschwerden oder Echinacea zur Vorbeugung gegen Grippe und Erkältungskrankheiten.

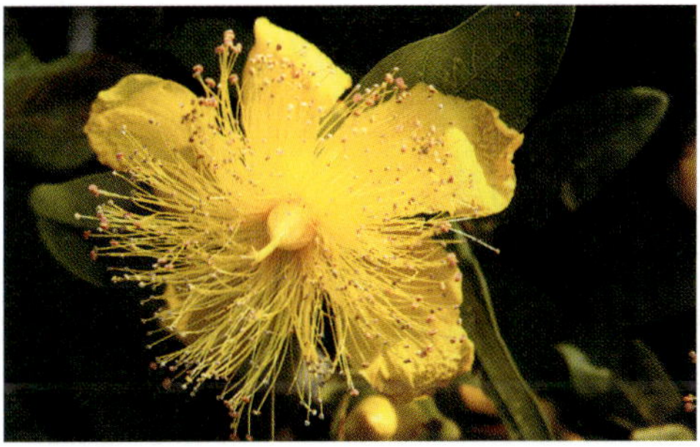

*Johanniskraut hilft nachweislich bei Depressionen.*

Eine Pflanze, die im Jahr 2005 in vielen neuen Studien gelobt wurde, ist das Johanniskraut. In zwei Studien wies zum Beispiel Professor Markus Gastpar von der Klinik für Psychiatrie und Psychotherapie in Essen nach, dass eine Johanniskraut-Therapie bei Patienten mit mittelschweren Depressionen hochdosiert ähnlich wirksam ist wie ein synthetisches Antidepressivum und dazu besser verträglich. Das Johanniskraut beeinflusst den

Stoffwechsel der Nervenzellen des Gehirns. Die Wirksamkeit ist zwar nicht sofort spürbar, sondern normalerweise binnen zwei bis drei Wochen, doch das ist bei klassischen Antidepressiva ähnlich. Beeindruckend ist auch die im November 2004 in der „Ärzte Zeitung“ erwähnte Studie der Humboldt Universität in Berlin, die in einer Meta-Analyse nachwies, dass Johanniskraut bei leichten und mittelschweren Depressionen besser abschneidet als Antidepressiva. Es wurden 30 doppelt verblindete und randomisierte Studien mit 2 100 Patienten ausgewertet. Es stellte sich heraus, dass selbst bei schweren Depressionen bei 1 100 der 2 100 Patienten synthetische Antidepressiva nicht signifikant besser wirkten als das pflanzliche Mittel.

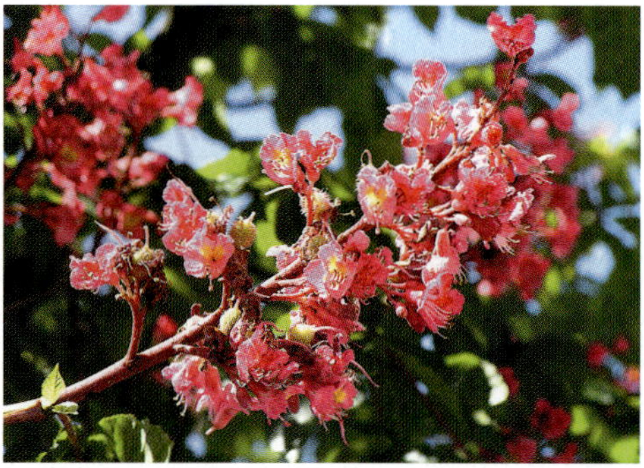

*Bei Sportverletzungen kann eine Salbe aus dem Extrakt der Rosskastanie Linderung verschaffen.*

Vielfältig sind die Beweise auch für die Wirksamkeit anderer pflanzlicher Medikamente. Die Behandlung mit dem Extrakt der Rosskastanie zeigte sich in einer Übersicht aller bisher erstellten Studien dazu als sehr wirksam: Schwellungen gingen deutlich zurück, Juckreiz verschwand und Schmerzen an den Beinen der Patienten nahmen ab. Auch ist die Wirksamkeit der Rosskastanie bei Sportverletzungen in Studien nachgewiesen worden. Es zeigte sich, dass eine Salbe mit dem Rosskastanien-Extrakt in mehreren placebokontrollierten Doppelblindstudien sehr gute Erfolge bei den Patienten erzielte. So wurde für die so genannte chronisch venöse Insuffizienz bewiesen, dass die Rosskastanie den Patienten Linderung verschafft – und zwar besser als ein Placebo.

Interessante klinische Studien liegen auch über die Wirksamkeit von Weißdorn bei Patienten mit Herzinsuffizienz vor. Hierbei wird vor allem die gute Verträglichkeit hervorgehoben. Außerdem wurde zum Beispiel durch Studien an Affen und Ratten gezeigt, dass der Wirkstoff der Mariendistel einen antifibriotischen Effekt besitzt, der zu einem Rückgang einer nicht-entzündungsbedingten Leberfibrosierung führte. Des Weiteren gibt es Studien an 97 bzw. 116 Patienten sowie eine placebokontrollierte Doppelblindstudie, in denen sich deutliche positive Effekte auf die Patienten mit Leberzirrhose herausstellten.

## KREBSPATIENTEN UND PHYTOTHERAPIE

Interesse an der Naturheilkunde und vor allem der Pflanzenheilkunde besteht auch bei Patienten, die an Krebs leiden. Und zwar, um den Krebs begleitend zu behandeln mit Medikamenten, die weniger oder gar keine Nebenwirkungen haben. Interessant ist eine Umfrage, die im Frühjahr 2005 in der „Ärzte Zeitung" zitiert wurde. Die englischsprachige Zeitschrift „Annals of Oncology" hatte 1 000 Krebspatienten europaweit mit unterschiedlichen Krebs-Arten befragt, ob sie naturheilkundliche Therapien neben der chirurgischen, chemotherapeutischen oder radiologischen Therapie zur Behandlung ihres Krebsleidens nutzen. Auf Europa bezogen, stützte in der Befragung fast ein Drittel der Patienten seine Hoffnungen auch auf die Naturheilkunde. Fast jeder zweite Patient gab in der Studie an, dass er durch die naturheilkundliche Behandlung zusätzlich zur

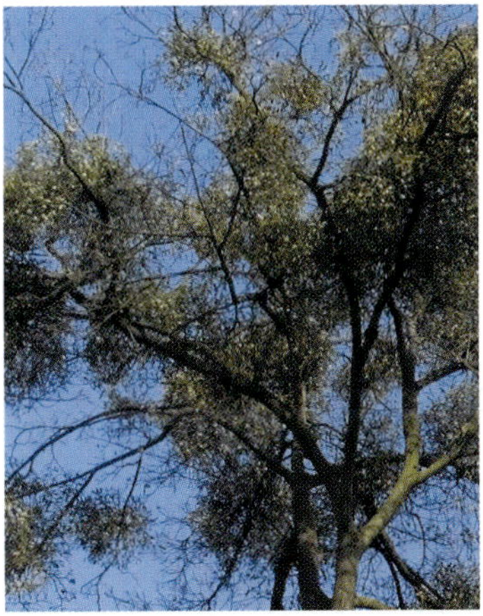

*Die Mistel ist eine Pflanze, deren Wirkstoffe bei der begleitenden Krebsbehandlung genutzt werden.*

schulmedizinischen Krebs-Therapie die Abwehrkräfte stärken wollte.

### PHYTOPHARMAKA

Häufig wird der Begriff „Phytopharmakon“ allgemein für „pflanzliches Arzneimittel“ verwendet. Von einem synthetisch hergestellten Arzneimittel unterscheidet es sich in der Form, dass der Wirkstoff eine pflanzliche Zubereitung ist. Phytopharmaka sind in ihrer Wirkung experimentell geprüft und ihre therapeutische Wirksamkeit ist durch klinische Studien bewiesen. Phytopharmaka werden meist in Form von Tabletten, Tropfen, Kapseln oder Dragees verwendet.

Eines der bekanntesten pflanzlichen Mittel, das nachweislich in der Krebstherapie wirkt, ist die Mistel. Im September 2005 wurde eine deutsch-schweizerische Kohortenstudie veröffentlicht mit dem Ergebnis, dass eine mindestens sechs Monate andauernde zusätzliche Therapie mit standardisiertem Mistelextrakt die Überlebenszeit eines Patienten mit Melanom verlängert. Eine Freiburger Studie zeigte im Sommer 2004, dass eine postoperative Langzeittherapie mit standardisiertem Mistelextrakt dafür sorgte, dass Tumore nicht weiter wuchsen und auch keine Häufung von Gehirnmetastasen gefunden wurde. Die Krankenkassen zahlen im Übrigen derzeit pflanzliche Mistelpräparate, die auf den Wirkstoff Mistellektin normiert sind und der Verbesserung der Lebensqualität von Menschen mit bösartigen Tumoren, die nicht mit einer Heilung rechnen können, dienen.

In der modernen immunologischen Forschung wird die Mistel als Heilmittel gesehen, das in der Lage ist, körpereigene Abwehrkräfte so zu stimulieren, dass das Tumorwachstum eingegrenzt werden kann. 1987 wurde zu diesem Thema eine wissenschaftlichen Ansprüchen genügende Studie veröffentlicht, die diesen Zusammenhang aufzeigte. Aufgrund der Nebenwirkungsfreiheit und der in Studien bewiesenen Wirksamkeit ist die Mistel ein wichtiger

Bestandteil naturheilkundlicher, begleitender Krebstherapie.

„Die vorliegenden pharmakologischen, klinisch-pharmakologischen und klinischen Erkenntnisse belegen, dass es sich lohnt, sich mit Phytopharmaka zu befassen“, schreibt einer der bekanntesten Forscher auf diesem Gebiet, Professor Daniel Loew aus Frankfurt, in seinem Buch „Phytopharmaka in Forschung und Anwendung“, in dem sich vielfältige Studien finden. In diesem Kapitel konnte nur ein kleiner Einblick in die Welt der Pflanzenheilkunde gegeben werden – gleichwohl bewahrheitet sich bezüglich dieser schonenden und seit Jahrhunderten etablierten medizinischen Richtung der folgende Spruch von Asklepios von Thessalien: „Zuerst das Wort, dann die Pflanze, zuletzt das Messer!“

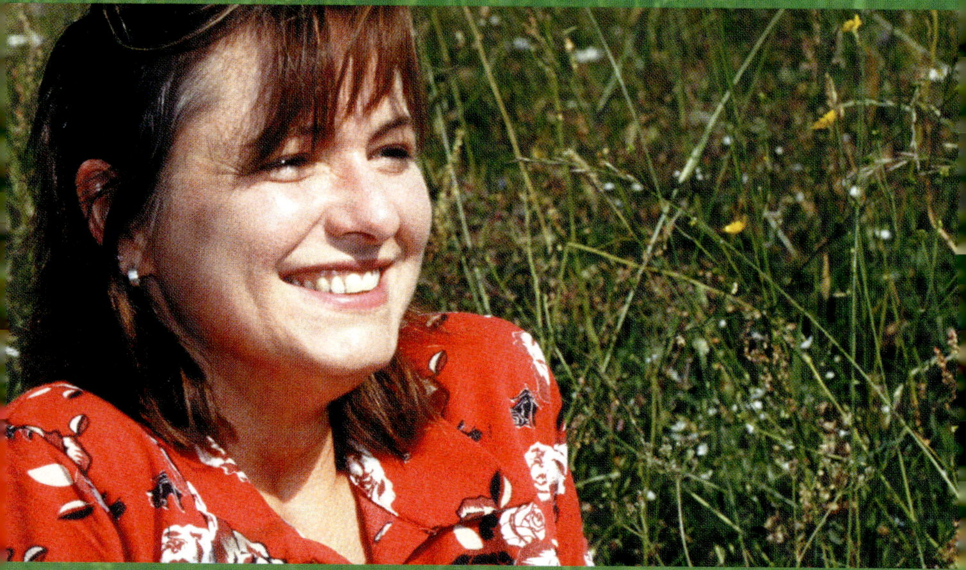

„ALLES, WAS DER NATUR GEMÄSS GESCHIEHT, GESCHIEHT RICHTIG.“

EPIKTET

# DAS MODELL „DR. VON ROSEN“

Das „Deutsche Ärzteblatt“ kann man wirklich nicht der unkritischen Nähe zur Naturheilkunde bezichtigen – kontroverse Diskussionen über das Für und Wider naturheilkundlicher Medizin haben dort Tradition. Und dennoch ist die Fachzeitschrift quasi „schuld“ daran, dass die Karriere von Dr. med. Jürgen Freiherr von Rosen in den 70er Jahren ihren „naturheilkundlichen“ Verlauf nahm. Dr. von Rosen las nämlich im Ärzteblatt einen Artikel eines Kollegen, der mit naturheilkundlichen Mitteln bei der Behandlung von chronischen Schmerzen Erfolge erzielte. Dieser Artikel war der Auslöser dafür, dass der junge Arzt Jürgen von Rosen sich intensiver mit der Naturheilkunde beschäftigte und heute, nach über 30 Jahren als niedergelassener Landarzt in Gersfeld in der hessischen Rhön und 25 Jahren als ärztlicher Leiter der Schlosspark-Klinik Gersfeld, auf einen umfangreichen Wissensschatz in Sachen Naturheilkunde zurückblickt. Im Laufe der vergangenen Jahre hat Dr. von Rosen eine große Zahl von naturheilkundlichen Methoden kennen gelernt, in seine Behandlung integriert oder auch wieder verworfen.

Und er fand eine grundsätzliche Regel der Naturheilkunde bestätigt: Wenn seine Patienten bereit waren, ihr Leben nach der Behandlung entsprechend bewusster und sorgfältiger zu führen, dann verbesserte sich die Wirksamkeit der Behandlung nachhaltig.

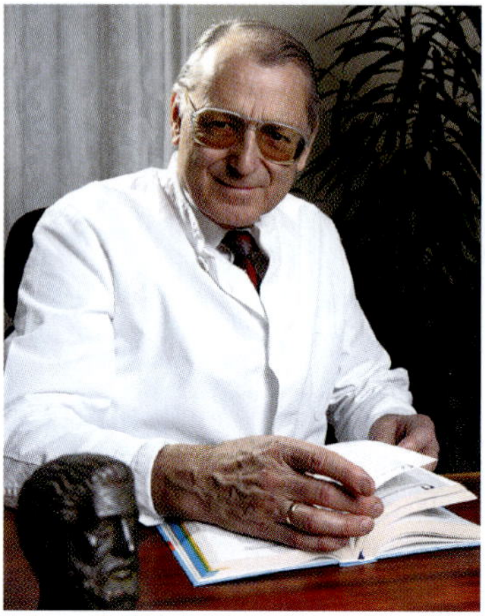

*Dr. med. Jürgen Freiherr von Rosen, Leiter der Schlosspark-Klinik in Gersfeld*

Dabei geht der Arzt mit gutem Beispiel voran: Der im Jahr 1938 geborene Dr. von Rosen ist aktiver Marathonläufer, ernährt sich vegetarisch und lebt die von ihm in seiner Klinik propagierten Erfolgsrezepte.

Als Naturheilkundler geht er davon aus, dass alle Aspekte einer Krankheit eng miteinander verknüpft sind. Jeder Teil stellt ein Mosaiksteinchen des Ganzen dar. Je mehr Einzelteile der Arzt findet und zu einem Gesamtbild zusammenfügt, desto schneller und eindeutiger wird eine Diagnose möglich sein. Aus diesem Grund ist eine umfassende Eingangsuntersuchung, die so genannte Anamnese, unumgänglich und sie muss auch Wert auf vermeintliche Nebensächlichkeiten legen. Es kann eben unter Umständen wichtig sein, ob man dauernd kalte Füße hat oder ob man schlecht schläft, auch wenn das auf den ersten Blick mit den auftretenden Schmerzen nichts zu tun hat. Auch technische Untersuchungen wie EKG, Röntgen oder Labortests dienen aus Sicht von Rosens in einer naturheilkundlichen Anamnese zur Sicherung der vorher bereits weitgehend feststehenden Diagnose.

## DER MÜLL MUSS RAUS !

Die wichtigste Frage für Dr. von Rosen ist, warum und wie Krankheiten entstehen. Dr. von Rosen ist ein Anhänger der so genannten Homotoxinlehre von Dr. Hans-Heinrich Reckeweg (1905 bis 1985). Demnach entstehen chronische Krankheiten hauptsächlich durch Einlagerungen von Abfallstoffen im Bindegewebe. Reckeweg definierte Krankheit als eine Reaktion des Organismus des Menschen auf

Schadstoffe, die er als „Homotoxine“ bezeichnete – wörtlich übersetzt „Menschengifte“.

Ursache für die Schadstoffe im menschlichen Organismus ist fast immer eine ungesunde Lebensweise, besonders falsche Ernährung und mangelnde Bewegung, die zur so genannten „Verschlackung“ führt. Je mehr Abfallstoffe in einem Organismus vorhanden sind, desto stärker ist im Allgemeinen seine Belastung und desto schlechter der Gesundheitszustand der Organe. Häufig spürt der Patient gar nichts von dieser Belastung, er merkt nur, dass er sich schwach fühlt. Im Zusammenhang mit der „Verschlackung“ des Körpers spricht der Arzt Hartmut Heine vom „Bindegewebe als Müllabladeplatz des Körpers“. Wer den Müll in einer Stadt nicht wegfährt, der braucht sich nicht zu wundern, wenn die Straßen verstopfen – genauso ist es mit dem Zellmüll im Bindegewebe.

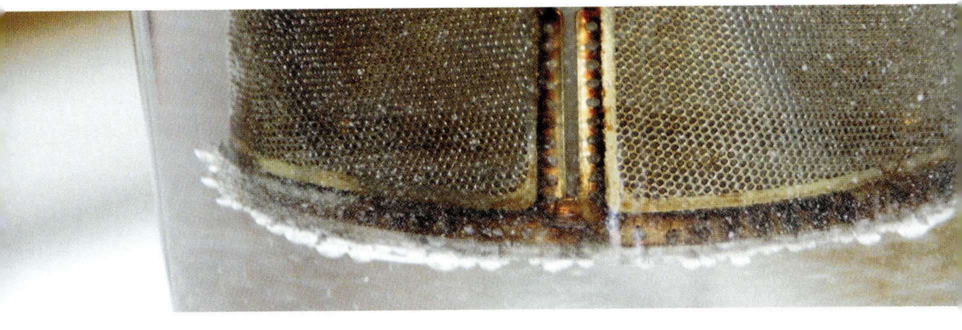

## DAS SIEB MUSS SAUBER SEIN

Die Homotoxinlehre lässt sich am einfachsten mit einem Bild erklären. Wenn Sie in Ihrem Auto den Ölfilter und das Öl nicht regelmäßig tauschen, wird

DIE HOMOTOXIN-LEHRE NACH RECKEWEG

Die Homotoxinlehre von Hans-Heinrich Reckeweg wurde als wissenschaftlicher Beweis der so genannten Humoralpathologie und der Ausleitungsverfahren entwickelt. Die Homotoxinlehre (wörtlich: „Lehre von den Menschengiften“) beruht auf Reckewegs Erkenntnis, dass Krankheit bei einem Patienten eine Reaktion des Organismus auf Schadstoffe ist. Je nachdem wie lange die Gifte im Körper sind, können sie leichte oder schwere Schäden verursachen. Wenn es dem Körper gelingt, die Homotoxine auszuscheiden, kann er gesund werden. Aus Sicht Reckewegs ist der schulmedizinische Ansatz, Symptome von Krankheiten zu unterdrücken, problematisch, weil die Ursachen nicht behandelt werden.

der Filter verstopfen, es kommt über kurz oder lang zu einem Motorschaden, da der Motor mit dem alten Öl nicht mehr richtig geschmiert wird. Damit das geliebte Gefährt aber nicht kaputt geht, muss man es pflegen – deswegen geht man ja auch regelmäßig in die Werkstatt. Und damit es mit den Zellen und dem Stoffwechsel wieder klappt, muss auch der Körper gereinigt werden – und zwar von all den Abfallstoffen, die sich im Laufe eines Lebens im Bindegewebe einlagern, weil das so genannte Molekularsieb als Kontrollstation zwischen Zelle und Kapillare sonst nicht mehr funktioniert. Diese Einlagerungen werden auch als „Stoffwechselmüll“ bezeichnet. Man kennt diesen „Stoffwechselmüll“ in anderem Zusammenhang zum Beispiel bei der Verkalkung von Adern, was dazu führt, dass das Blut nicht mehr richtig fließen und es zu einem Herzinfarkt kommen kann oder Bypässe gelegt werden müssen.

Alle naturheilkundlichen Methoden versuchen also zuallererst den Stoffwechselmüll zu entfernen. Je besser das gelingt, desto besser wird auch die Funktion der Organe – und damit sind auch die Selbstheilungskräfte des Körpers wieder neu aktiviert. Auch für Dr. von Rosen ist es deshalb wichtig, bei allen Therapien zuerst den Körper mit Hilfe von Ausleitungstherapien wie dem Schröpfen, dem Aderlass oder dem Fasten zu entschlacken, um dann sicherzustellen, dass Methoden zur direkten Krankheitsbekämpfung wie zum Beispiel die Akupunktur, auch tatsächlich wirken.

Aber alle Bemühungen des naturheilkundlichen Arztes können nur dann fruchten, wenn der Patient auch mitarbeitet. Denn die Abfallstoffe im Körper haben sich meist deswegen angesammelt, weil der Patient nicht auf seinen Körper und seinen Lebensstil geachtet hat. Der Patient, so Dr. von Rosen, muss nicht nur mitwirken, sondern auch mitdenken. Bei allen Überlegungen, wie man dem Patienten am besten helfen kann, steht für Dr. von Rosen auch die Verpflichtung, dem Patienten in erster Linie nicht zu schaden, im Vordergrund. Damit fallen alle Methoden, die mit unangenehmen oder schädlichen Wirkungen verbunden sind, von vorneherein aus dem Therapiespektrum heraus.

## AUCH EIN HAUS WILL GUT GEPLANT SEIN

Jeder Häuslebauer weiß, dass es hilfreich wäre, vor dem Bau des Hauses einen Plan zu haben. Es würde auch helfen, wenn der richtige Handwerker zum richtigen Zeitpunkt am richtigen Ort ist und dann noch das Richtige tut. Diesen Ansatz vertritt im übertragenen Sinn auch Dr. von Rosen.

Der erste „Handwerker" in der naturheilkundlichen Therapie von Rosens ist immer ein Baubiologe oder sehr guter Wünschelrutengänger. Bei 60 Prozent der Patienten der Schlosspark-Klinik in Gersfeld liegen im Schlafzimmer geopathische Störungen wie Wasseradern vor, die mit ein Grund für die körperlichen Probleme sind. Die Diskussion über die Problematik der Auswirkung von Mobilfunkstrahlung auf die Gesundheit der Bürger dürfte bekannt sein – es gibt viele Studien, die zeigen, dass Menschen nicht mehr schlafen können oder andere gesundheitliche Probleme bekommen, weil ein Mobilfunkmast vor dem Haus aufgestellt wurde, dessen Strahlung den Körper beeinflussen kann. Dr. von Rosen ist durch seine Erfahrung überzeugt davon, dass eine Krankheit nicht ausheilen kann, wenn die Schlafplatzprobleme nicht gelöst werden.

Ein auch im öffentlichen Bewusstsein ansteigendes Problem der Zivilisationsgesellschaft sind Allergien – insbesondere solche gegen Nahrungsmittel spielen bei der Entstehung von entzündlichen Erkrankungen wie Hautkrankheiten, Rheuma, Darmentzündungen oder Bronchitis eine wesentliche Rolle. Erst wenn die Allergie erfolgreich behandelt ist, kann man auch die Entzündungen therapieren – dazu bedarf es des zweiten „Handwerkers".

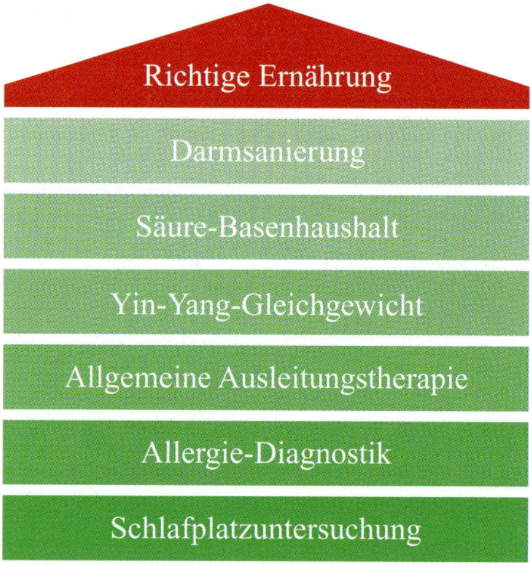


*Wie bei einem Hausbau so setzt Dr. Jürgen von Rosen in seinem Therapie-Konzept verschiedene „Handwerker" ein.*

# DEN SCHMERZ HERAUSLASSEN

Der Arzt Theophrastus Bombastus von Hohenheim, besser bekannt als Paracelsus, wusste schon im 16. Jahrhundert, was im von Rosen'schen Modell eine besondere Bedeutung zukommt: „Wo ein Schmerz ist, dort mach ein Loch und lass den Schmerz heraus“, erklärte Paracelsus und meinte damit die Ausleitungstherapien. Diese sind die bedeutendsten Therapien für Dr. von Rosen, um die aus seiner Sicht wichtigste Ursache für die Entstehung von Krankheiten, die Verschlackung des Körpers, in den Griff zu bekommen. Das Schröpfen, der Aderlass oder die Behandlung mit Blutegeln werden unter anderem in der Schlosspark-Klinik angewandt. Auch körperliche Arbeit und Bewegung in jeder Form tragen durch Muskeltätigkeit und Schweißbildung zur Ausleitung bei.

*„Der alte Arzt spricht lateinisch, der junge Arzt englisch. Der gute Arzt spricht die Sprache des Patienten.“*

*Ursula Lehr*

Um den „Hausbau“ erfolgreich weiterzuführen sind folgende Schritte wichtig: Beachtung des Säure-Base-Haushaltes, Darmsanierung und die richtige Ernährung. Sie alle drehen sich um einen tief in der Naturheilkunde verwurzelten Ansatz, ohne den jegliche Therapie nicht funktionieren kann: Nur wer bereit ist, sein Leben nach der Behandlung langfristig umzustellen und dabei vor allem die Ernährung gesünder gestaltet, wird eine nachhaltige Linderung seiner Beschwerden erfahren. Dr. Norbert Lischka, ärztlicher Leiter der Malteser-Klinik von Weckbecker im nordbayerischen Bad Brückenau, spricht in diesem Zusammenhang vom „Gewinn durch Verzicht“, den Therapien wie zum Beispiel das Heilfasten dem Patienten bringen können. Dr. Jürgen von Rosen findet häufig auch Narungsmittel-

*„Gewinn durch Verzicht.“*

*Dr. Norbert Lischka*

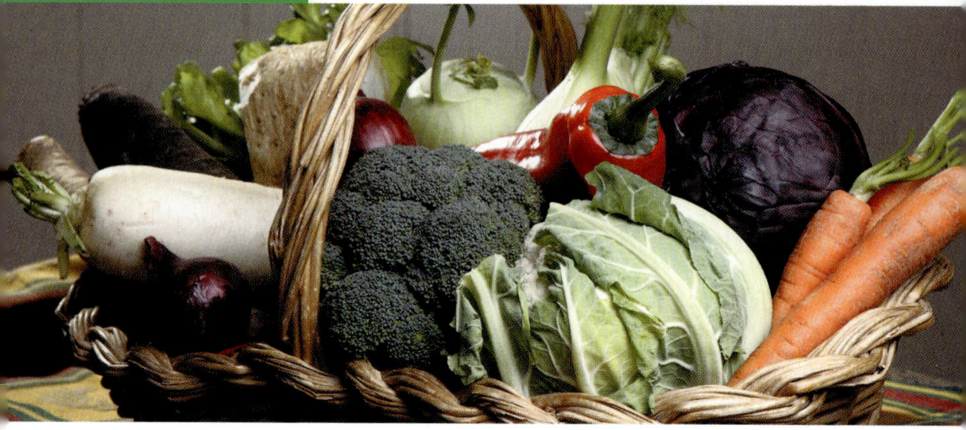

*Viel frisches Gemüse ist Grundlage der „modifizierten Nachkriegsernährung" von Dr. von Rosen.*

Allergien – besonders gegen Weizen, Kuhmilch, Kuhmilchprodukte und Eier – weswegen er empfiehlt, diese Produkte im Krankheitsfall so weit wie möglich zu vermeiden. Eine basische Ernährung mit viel Gemüse und Kartoffeln ist eine wichtige Grundlage zur Gesundung. Von Rosen spricht in diesem Zusammenhang von der „modifizierten Nachkriegsernährung", da man sich kurz nach dem Zweiten Weltkrieg aufgrund der knappen Versorgungslage der Bevölkerung mit Nahrungsmitteln in der von ihm empfohlenen Form ernährte. Die modernen Zivilisationskrankheiten, das haben viele Studien bewiesen, gab es damals in der heute auftretenden Häufigkeit noch nicht. Diabetes, Fettleibigkeit, Allergien – die Entwicklung zu Volkskrankheiten mit Millionen von Betroffenen alleine in Deutschland hat unter anderem auch mit der falschen und ungesunden Ernährung vieler Menschen in den vergangenen Jahrzehnten zu tun. Naturheilkundliche Therapien wie Aku-

### DIE MODIFIZIERTE NACHKRIEGSERNÄHRUNG

Dr. von Rosen entwickelte dieses Konzept aus der Nachkriegsernährung, die es von 1945 bis 1948 gab. Man war froh, wenn man Kartoffeln und Gemüse zu essen hatte. Brot, Milch, Fett und Fleisch gab es nur gegen Marken und außerdem nur sehr wenig davon. Zucker gab es selten. Nahrung war wertvoll, nichts wurde weggeworfen.

punktur oder die Homöopathie spielen für Dr. von Rosen natürlich eine wichtige Rolle. Allerdings als Sekundärtherapien, die erst dann angewandt werden sollten, wenn die beschriebenen Basistherapien erfolgt sind. Um im Bild zu bleiben: Wenn ein Häuslebauer ohne Plan einfach ein Gerüst in die Landschaft stellt, braucht er sich nicht zu wundern, wenn der Wind es umpustet. Wenn ein Arzt glaubt, alleine mit homöopathischen Mitteln oder der Akupunktur den Patienten ganzheitlich zu behandeln, wird er ebenfalls keinen Erfolg haben.

## DIE SCHLOSSPARK-KLINIK GERSFELD

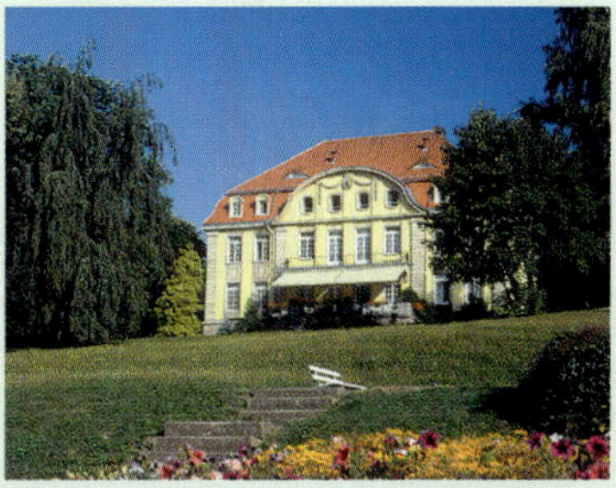

1981 übernahm Dr. med. Jürgen Freiherr von Rosen die Schlosspark-Klinik in Gersfeld am Fuß des höchsten hessischen Berges, der Wasserkuppe. In der 30-Betten-Klinik arbeiten zwei Ärzte, drei Schwestern sowie fünf Therapeuten in den Bereichen Krankengymnastik, Hydrotherapie und Colontherapie.
Das naturheilkundliche Konzept ist erfahrungswissenschaftlich aufgebaut. Das Hauptziel ist eine Entschlackungs- und Regenerationstherapie, die bei allen Patienten angewandt wird. Ein wichtiger Faktor ist die vegetarische Vollwerternährung. Das Therapien-Spektrum ist vielfältig: Sauerstoff-Therapie, Dauerbrausen, F. X. Mayr-Kuren, Reflexzonenmassage, Gymnastik, Krankengymnastik und Atemtherapie. Medikamentös unterstützt werden die Patienten durch Phytotherapie und homöopathische Mittel. Neben dem ganzheitlichen Konzept wird im Bedarfsfall auch die Neuraltherapie angewandt. Diagnostisch werden das Gemeinschaftslabor, die Röntgenanlage sowie die vegetative Funktionsdiagnostik neben einer ärztlichen Anamnese angewandt.

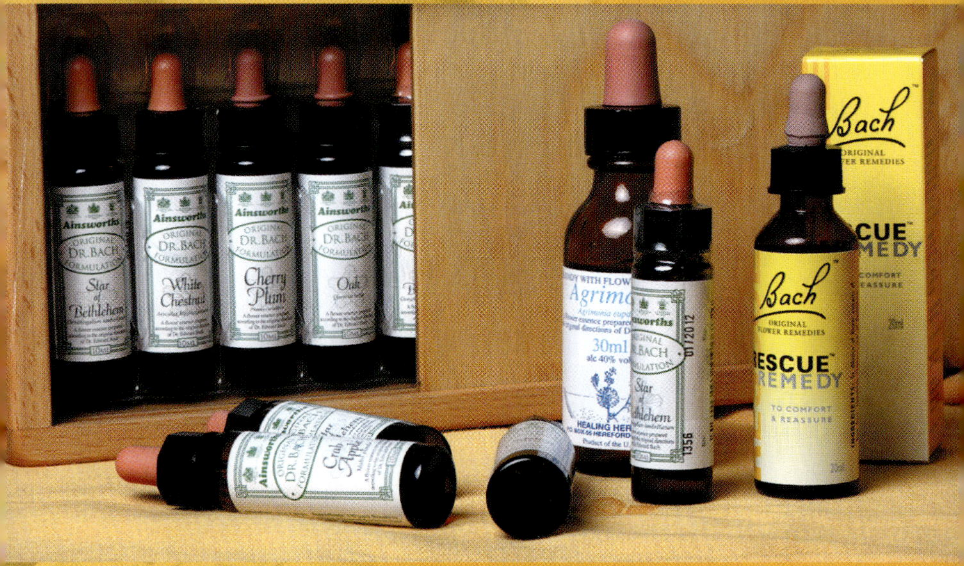


„DIE NATUR
WIDERSETZT SICH
ALLEM ÜBERMASS.“

HIPPOKRATES

# NATURHEILKUNDE IN DER PRAXIS

Die Zahlen sind gewaltig: 368 472 Deutsche starben im Jahr 2004 an Herz-Kreislauf-Erkrankungen – mit Abstand die Todesursache Nummer eins in der Bundesrepublik. 90 Prozent aller Deutschen hatten mindestens einmal in ihrem Leben Rückenschmerzen und knapp acht Millionen Menschen leiden unter Migräne-Attacken. Außerdem erkranken jedes Jahr gut 340 000 Deutsche an Krebs, 210 000 bezahlen diese Krankheit mit ihrem Leben.

Jeder zweite Erwachsene in Deutschland ist übergewichtig, über elf Prozent sogar fettleibig. Besondere Sorge bereitet die Tatsache, dass jedes fünfte Kind und jeder dritte Jugendliche schon zu dick ist. Fette Menschen gibt es nur in den USA? Weit gefehlt, denn falsche Ernährung und viel zu wenig Bewegung, das bemerken Ärzte aus Schulmedizin und Naturheilkunde schon seit Jahren, haben auch in Deutschland dazu geführt, dass wir immer mehr gesundheitliche Probleme haben, die wir uns durch unseren Lebensstil selbst eingebrockt haben.

Und auch mit dem Thema Allergien sollte man nicht spaßen – denn zum Lachen ist den 15 Millionen Deutschen, die unter Allergien leiden, sicher nicht. Die Zeitschrift „Apotheken-Umschau“ hat eine Studie bei der Gesellschaft für Konsumforschung in Auftrag gegeben, aus der hervorgeht, dass inzwischen über

### MILLIONEN BETROFFEN

8 Millionen Deutsche leiden unter Migräne.

15 Millionen Deutsche leiden unter Allergien.

Jeder zweite erwachsene Deutsche ist übergewichtig, jedes fünfte deutsche Kind hat zu viel Speck auf den Rippen.

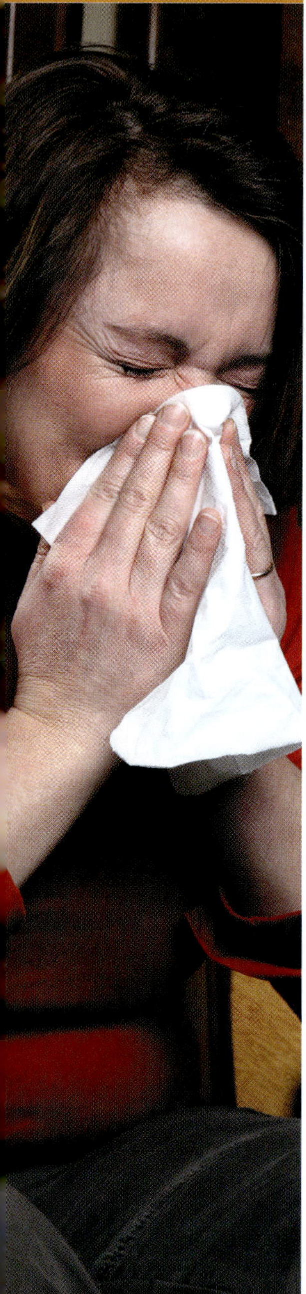

zwölf Prozent der Bevölkerung über 14 Jahre sich jedes Jahr aufs Neue mit einer triefenden Nase und tränenden Augen sowie Juckreiz in den Ohren elend fühlen, wenn es draußen blüht und grünt. Alleine zwischen 1990 und 1998, so eine weitere Statistik, erhöhte sich der Anteil der Heuschnupfen-Allergiker um 70 Prozent. Und der Ärzteverband der Deutschen Allergologen aus Berlin wartet mit einer ebenso erschreckenden Zahl auf: In Deutschland sterben an allergischem Asthma mit knapp 6 000 Menschen jährlich mehr Personen, als in allen 16 Bundesländern jedes Jahr bei Autounfällen ums Leben kommen.

Und wer glaubt, dass Menschen, die ständig müde und erschöpft sind, nur Faulpelze seien, die sich zusammennehmen sollten, der irrt gewaltig: Das chronische Erschöpfungssyndrom betrifft bis zu 300 000 Deutsche, die oft über viele Jahre an dieser rätselhaften Krankheit leiden. Und es kann jeden treffen – die amerikanische Sängerin Cher litt ebenso darunter wie der deutsche Fußballer Olaf Bodden, dessen hoffnungsvolle Karriere beim Bundesligisten TSV 1860 München vor einigen Jahren abrupt endete, da ihn die chronische Müdigkeit keinen Leistungssport mehr machen ließ.

All diese Zahlen offenbaren, dass in unserer heutigen Wohlstandsgesellschaft gesundheitlich gesehen nicht alles eitel Sonnenschein ist. Sicher hat die Naturheilkunde nicht für alle Krankheiten die perfekte Lösung parat – gerade in der Krebstherapie sollte man sich dessen bewusst sein, dass eine chirurgische Entfernung des Tumors meist unumgänglich ist.

Nichtsdestotrotz: Nicht nur in der begleitenden Krebstherapie, auch in der Behandlung von Allergien, bei Rückenschmerzen oder Migräne sowie chronischer Müdigkeit ist die Naturheilkunde eine echte Alternative, die man als Patient in Erwägung ziehen sollte. Und zwar, weil sie zwei besondere Stärken hat: ihre ausführliche und ganzheitliche Untersuchung und Behandlung des menschlichen Organismus sowie das Drängen auf die Mitarbeit des Patienten, der nur dann nachhaltigen Erfolg erzielt, wenn er auch bereit ist, sein Leben zu ändern – weniger Stress, mehr Bewegung, eine fettarme Ernährung; Binsenweisheiten, die aber oftmals eine lang anhaltende Verbesserung der Gesundheit bringen.

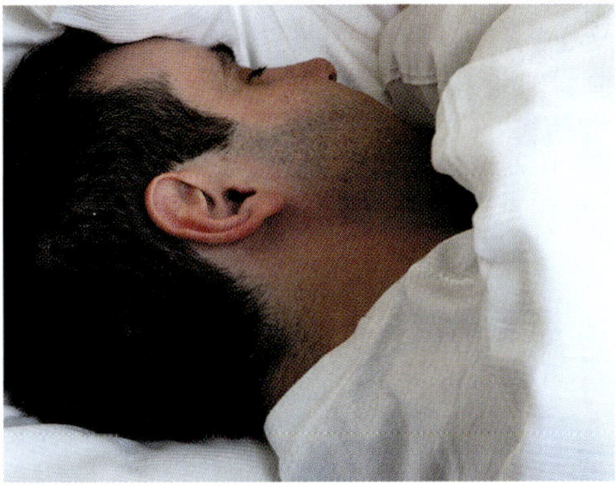

*Chronische Müdigkeit und Erschöpfung betrifft vor allem aktive Menschen, die sich plötzlich „uralt" fühlen.*

## LANGJÄHRIGER ERFAHRUNGSSCHATZ

In der Schlosspark-Klinik in Gersfeld hat Dr. Jürgen von Rosen seit 25 Jahren gute Erfahrungen mit naturheilkundlichen Therapien gemacht. Im Folgenden stehen Fallbeispiele von Patienten mit Migräne, Heuschnupfen und Nahrungsmittel-Allergien, chronischer Müdigkeit, Krebsleiden und Rückenschmerzen im Vordergrund, die nach dem bereits im vorherigen Kapitel beschriebenen ganzheitlichen naturkundlichen Konzept Dr. von Rosens behandelt wurden.

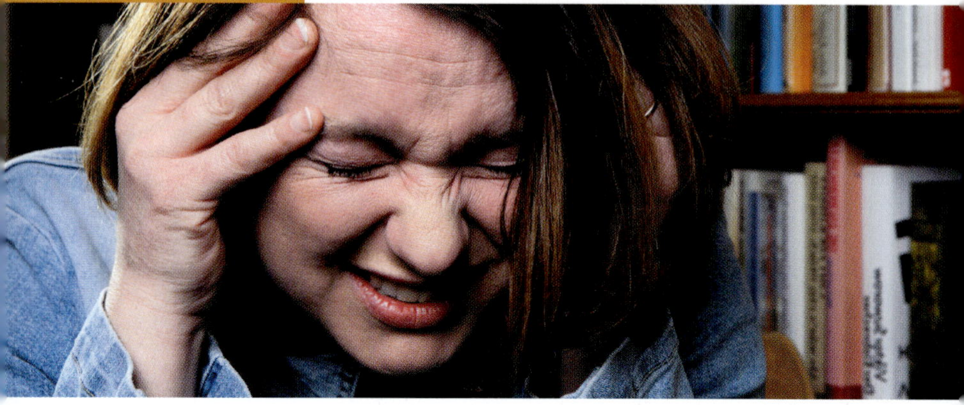

# MIGRÄNE – DER BOHRENDE SCHMERZ

Die Migräne ist ein in Deutschland weit verbreitetes Leiden – bis zu acht Millionen Deutsche, so offizielle Schätzungen, leiden unter Migräne-Attacken. Die Dunkelziffer dürfte noch höher sein, wie die Migräne Liga vermutet. Laut der Selbsthilfevereinigung leiden 15 Prozent aller deutschen Frauen und fünf Prozent der Männer regelmäßig unter Migräne-Attacken, die bis zu vier Mal pro Monat auftreten können. Die Gesellschaft für Konsumforschung aus Nürnberg hat im Auftrag der „Apotheken-Umschau" im Jahr 2005 eine repräsentative Studie mit 2009 Deutschen gemacht, bei der 34 Prozent angaben, sie hätten im vergangenen Jahr mindestens einmal an Kopfschmerzen und Migräne gelitten. Und selbst in Kinderarzt-Praxen tauchen Kopfschmerzen schon unter den Top Ten der häufigsten Diagnosen auf, wie die „Apotheken-Umschau" in ihrer Januar-Ausgabe 2006 berichtete.

Die Migräne ist ein anfallsartig auftretender, wiederkehrender und überwiegend einseitiger Kopfschmerz, der oft mit Übelkeit und Erbrechen einhergeht. Sie kann in jedem Alter auftreten – alleine in Deutschland haben schätzungsweise eine Million Kinder Migräne-Attacken – doch meist beginnt sie nach der Pubertät und nur selten nach dem 40. Geburtstag.

Die Migräne-Liga hat in einer Studie auch einmal festgestellt, welcher Schaden der deutschen Volkswirtschaft durch die Krankheit entsteht. Man kann sich eigentlich nur die Augen verwundert reiben: Durch Migräne werden mehrere Millionen Fehltage pro Jahr (alle davon betroffenen Arbeitnehmer zusammengenommen) verursacht. Der Produktionsausfall, den die Betriebe zu verkraften haben, weil ihre Mitarbeiter bei einer Migräne-Attacke nicht mehr arbeiten können, beträgt nach Schätzung der Migräne-Liga jährlich über eine Milliarde Euro und fast genauso viel wird pro Jahr an Medikamenten für die Therapie und für Schmerzmittel ausgegeben.

Insofern steckt in dem Therapieansatz der Schlosspark-Klinik Gersfeld auch ein Einsparpotenzial – denn die meisten Patienten, die mit Migräne in die Klinik kamen, konnten nebenwirkungsfrei erfolgreich behandelt werden. Nach einer naturheilkundlichen Therapie musste also weniger Geld für Schmerzmittel investiert werden und die Betroffenen konnten auch wieder problemlos arbeiten ohne Angst vor einer erneuten Attacke zu haben.

## VIELFÄLTIGE URSACHEN

In seiner langjährigen Praxiserfahrung hat Dr. von Rosen vielfältige Ursachen für Migräne-Leiden festgestellt. Zum einen ist die Migräne oftmals bei

Frauen hormonell bedingt, was an einer Abhängigkeit der Migräne von der Menstruation zu sehen ist. Es gibt auch einen Migräne-Typ, dem eine Magen-Darm-Störung zu Grunde liegt, die mit Übelkeit und Erbrechen sowie erheblichen Nahrungsmittel-Allergien einhergeht. Bei vielen Patienten, die wegen rechtsseitiger Schläfenkopfschmerzen behandelt wurden, stellte sich eine Belastung der Leber heraus, die auch mit einer allgemeinen Schwäche und Müdigkeit einherging. Allen Kopfschmerzformen gemeinsam ist laut von Rosen eine Belastung des Lymphsystems im Hals- und Kopfbereich. Der ganzheitliche naturheilkundliche Ansatz spielt bei der Behandlung der Migräne eine große Rolle. Auch wenn nur der Kopf von Schmerzen betroffen ist, werden in der Schlosspark-Klinik doch alle bereits erwähnten Therapien angewandt, da die Schmerzen aus Sicht Dr. von Rosens Ausfluss einer den ganzen Körper betreffenden chronischen Krankheit sind.

## NACH JAHRZEHNTEN WIEDER SCHMERZFREI

Von den vielen Patienten, die in den vergangenen Jahrzehnten mit Migräne zu Dr. von Rosen kamen, werden im Folgenden die Krankheitsgeschichten von fünf Patienten geschildert.

Da ist zum Beispiel Herr M., der mit 40 Jahren in die Schlosspark-Klinik kam und bereits zwei Jahrzehnte an einer starken linksseitigen Migräne litt. Fast jede Woche hatte M. in den vergangenen Jahren Attacken und konnte an diesen Tagen fast nichts arbeiten. Er hatte schon viele Therapien versucht

– von der schulmedizinischen Schmerztherapie bis zu Entspannungsverfahren, aber alles ohne wirklich nachhaltigen Erfolg. Bei der Anamnese in der Schlosspark-Klinik stellte sich ein differenziertes Krankheitsbild heraus: Amalgambelastung der Zähne, Nahrungsmittel-Unverträglichkeit, verspannte Rückenmuskulatur sowie ein belastetes Lymphsystem im Hals-, Kopf- und Bauchbereich. Außerdem stellte sich heraus, dass im Schlafzimmer des Patienten so genannte geopathische Störungen vorhanden waren.

Gemäß der ganzheitlichen Therapie in der Schlosspark-Klinik behandelte Dr. von Rosen alle festgestellten Probleme parallel. Das Schlafzimmer wurde zunächst entsprechend den Untersuchungsergebnissen des Baubiologen umgestaltet. Dann ging es zum Zahnarzt, der das Amalgam aus den Plomben entfernte und gut verträgliche Materialien einsetzte. Die Nahrungsmittel, die M. nicht vertrug, musste er einige Monate total meiden. Dazu wurde die Rückenmuskulatur geschröpft und eine Serie von homöopathischen Medikamenten zur Anregung des Lymphstromes injiziert – dabei handelt es sich um die von Dr. von Rosen entwickelte so genannte „Störfeldtherapie". Außerdem bekam der Patient eine Fußreflexzonen-Therapie und homöopathische Konstitutionsmittel zur Verbesserung des Stoffwechsels. Die Ergebnisse der Therapie konnten

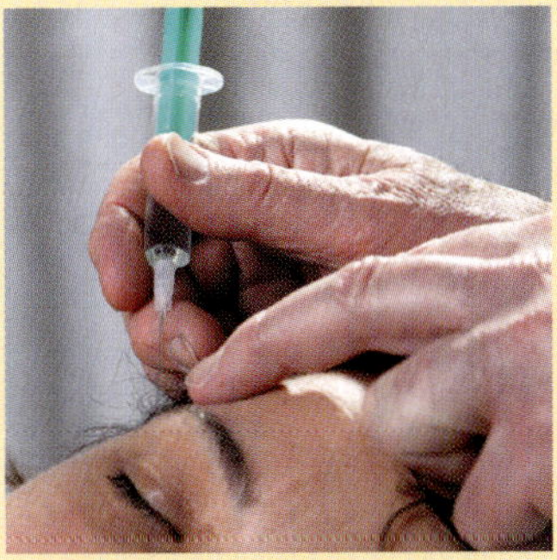

### STÖRFELDTHERAPIE

Bei der Störfeldtherapie werden Akupunktur, Neuraltherapie nach Huneke und Homöopathie miteinander kombiniert. Homöopathische Medikamente werden an Akupunkturpunkten bzw. gestörten Zonen injiziert, besonders im Hals-, Kopf- und Bauchbereich.
Bei richtiger Medikamentenauswahl und richtiger Technik verschwinden viele Störungen, besonders Schmerzen, oft in wenigen Sekunden. Ist der Patient vorher genügend entschlackt worden, dann hält die Wirkung einer einzigen Behandlung oft Wochen und Monate, manchmal Jahre an.

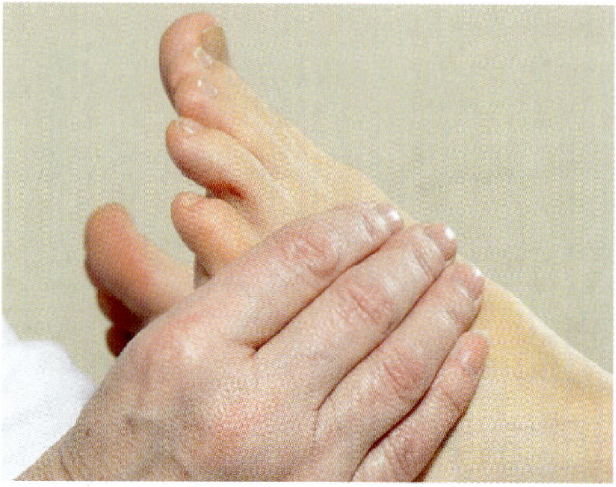

*Die Fußreflexzonen-Massage wird in der Schlosspark-Klinik regelmäßig mit Erfolg angewandt.*

sich sehen lassen: Nach zirka 15 ambulanten Behandlungen war Herr M. beschwerdefrei und blieb es bis heute – seit über neun Jahren.

Genauso interessant ist die Krankengeschichte von Frau M., der jüngeren Schwester des gerade geschilderten Migränepatienten. Sie kam einige Jahre nach ihrem Bruder in die Gersfelder Klinik. Auch sie hatte bereits über 20 Jahre Migräne – vom so genannten Magen-Darm-Typ. Diese Art der Migräne ist besonders mit Übelkeit und Erbrechen verbunden. Bei Frau M. wurde die gleiche Diagnostik vorgenommen wie bei ihrem Bruder. Der Schlafplatz wurde untersucht, es wurde der Test auf Nahrungsmittel-Unverträglichkeiten durchgeführt und eine Irisdiagnostik. Frau M. ließ zuerst ihr Schlafzimmer untersuchen und stellte das Bett um – besserer und erholsamerer Schlaf war die unmittelbare Folge. Außerdem hielt sie sich daran, wegen der Nahrungsmittel-Unverträglichkeit bestimmte Nahrungsmittel zu meiden – und sofort gingen die Migräneanfälle weg. Einige Monate nach der ersten Behandlung in der Schlosspark-Klinik absolvierte sie eine dreiwöchige stationäre Mayr-Kur zur Entschlackung. Seitdem sind keine Migräneanfälle mehr aufgetreten. Der Fall zeigt deutlich, dass Migräne auch von Nahrungsmittel-Unverträglichkeiten ausgelöst werden kann.

Ein weiteres interessantes Beispiel für ganzheitliche Diagnostik und Therapie ist die 75-jährige Frau G.

Sie litt zwar nicht an einer Migräne, sondern an einer linksseitigen Trigeminusneuralgie, einer sehr schmerzhaften Erkrankung der Hauptgesichtsnerven. Diese Krankheit ist aber noch viel unangenehmer als Migräne. Meist treten sehr plötzlich Schmerzen auf, die oft erst langsam wieder abklingen – beim Gähnen, Lachen und anderen Mundbewegungen. Außerdem hatte die Patientin noch Stirnkopfschmerzen und war depressiv.

In Gersfeld machte Frau G. zunächst eine dreiwöchige Entschlackungskur, die den gewünschten Erfolg brachte. Nach drei Jahren erlitt sie einen Rückfall. Sie suchte an ihrem Wohnort mehrere Ärzte auf, schilderte ihre Krankengeschichte und die Behandlung in der Schlosspark-Klinik. Sie entschloss sich schließlich, die Kur zu wiederholen, allerdings nur für zehn Tage. Bereits nach der zweiten von sechs Injektionsbehandlungen war die Trigeminusneuralgie fast völlig abgeklungen. Danach traten nur noch geringe Schmerzen auf, die bis zum Ende der Kur völlig verschwanden.

## PROBLEME DURCH NAHRUNGSMITTEL

Mit 33 Jahren kam Frau S. erstmals wegen ihrer Kopfschmerzen zur Behandlung. Diese waren abhängig von der

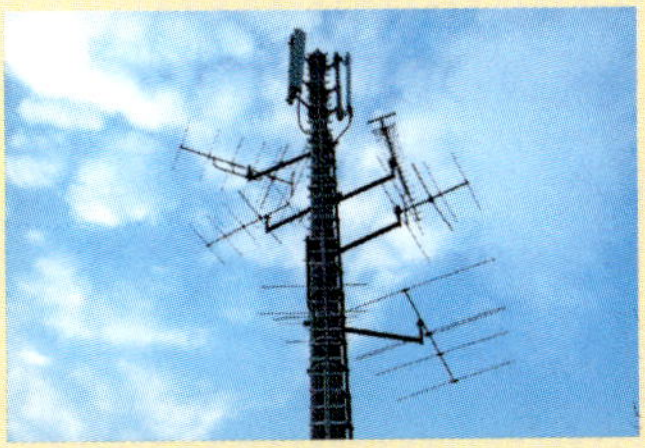

## DER GESUNDE SCHLAFPLATZ

Experten gehen davon aus, dass jeder sechste bis siebte Schlafplatz in Deutschland geopathisch gestört ist. Das bedeutet, dass aufgrund von Wasseradern oder Verwerfungen des Magnetfeldes die Patienten, deren Betten in einer gestörten Zone stehen, schlecht schlafen und deswegen der Körper nachts nicht die notwendige Erholung bekommt. Auch Elektrosmog oder Mobilfunkstrahlung können dafür sorgen, dass man nicht mehr richtig schläft. Selten wird aber auf diese Probleme geachtet und noch seltener wird das Bett umgestellt. In der Schlosspark-Klinik ist diese Umstellung essenzieller Bestandteil der Therapie. Allerdings ist ein guter Baubiologe bzw. ein guter Wünschelrutengänger wichtig.

ELEKTRONEURAL-
THERAPIE NACH CROON

Um 1950 vom Arzt Rudolf Croon entwickelt. Er fand über 300 Punkte auf der Körperoberfläche, die mit inneren Organen in Zusammenhang stehen. Wenn man diese Punkte mit feinen elektrischen Strömen aktiviert, dann bessert sich die Leistung der dazugehörigen inneren Organe. So wird eine deutliche körperliche Leistungssteigerung erreicht.

Periode, traten überwiegend rechts zusammen mit Übelkeit und Druck hinter dem Auge auf. Eine typische Mischmigräne, bei der hormonelle Ursachen genauso wie Probleme im Magen-Darm-Bereich eine Rolle spielen. Fast immer stecken dahinter Nahrungsmittel-Allergien. Bei Frau S. kam hinzu, dass sie private Sorgen hatte, da sie sich gerade von ihrem Mann trennte.

Als die Klinik die Nahrungsmittel-Unverträglichkeiten mit einem Allergietest untersuchte, fanden sich Unverträglichkeiten gegenüber Hühnerei, Hefe, Weizen und Zucker sowie Nahrungsmittelzusatzstoffen. Die Behandlung wurde nach dem bekannten Muster durchgeführt: Fußreflexzonentherapie, Bachblüten, Bioresonanztherapie, Elektroneuraltherapie und ausgetestete homöopathische Mittel zum Einnehmen sowie als Injektion an Lymphabflussgebieten des Halses und des Kopfes.

Nach einer Behandlungsserie innerhalb von drei Monaten war die Migräne weitgehend verschwunden. Sie tauchte aber nach zwei Jahren wieder auf, weswegen die Behandlung wiederholt wurde. Allerdings war eine intensivere Therapie nötig, denn Frau S. benötigte teilweise auch Migräne-Schmerzmittel. Die Therapie in der Schlosspark-Klinik sorgte aber dafür, dass sie heute weitgehend schmerzfrei ist.

Frau E. war 44 Jahre alt, als sie in die Gersfelder Klinik kam. Bei ihr wurden die Kopfschmerzen durch Kaffee, Probleme beim Schlafen, Verstopfung oder auch durch Wetterwechsel ausgelöst. Als erstes musste das Bett in der Wohnung der Patientin umgestellt werden. Da die Kopfschmerzen mit Übelkeit und Erbrechen verbunden waren, konnte man auf eine Magen-Darm-Migräne mit ausgeprägter Nahrungsmittel-Allergie schließen. Außerdem war die vierfache Mutter, die als Altenpflegerin arbeitete, oft müde und erschöpft.

Bei Frau E. wurde die bekannte Ganzheitsbehandlung eingesetzt, allerdings verbunden mit einer Elektroneuraltherapie nach Croon. Dabei werden über 300 Punkte auf der gesamten Körperoberfläche elektrisch stimuliert und damit die Leistungsfähigkeit einer Vielzahl von inneren Organen verbessert. Gerade bei der Migräne hat sich dieses Vorgehen aus Sicht von Dr. von Rosen bewährt. Bereits nach einigen Wochen komplexer Behandlung ließen die wöchentlichen Migräneanfälle deutlich nach, so dass die Patientin ein Jahr später nur noch zirka alle drei Monate Migräne hatte. Auch die Müdigkeit besserte sich, Frau E. wirkte wieder optimistisch und unternehmungslustig.

## HEUSCHNUPFEN UND ALLERGIEN – PLAGEGEISTER POLLEN & CO.

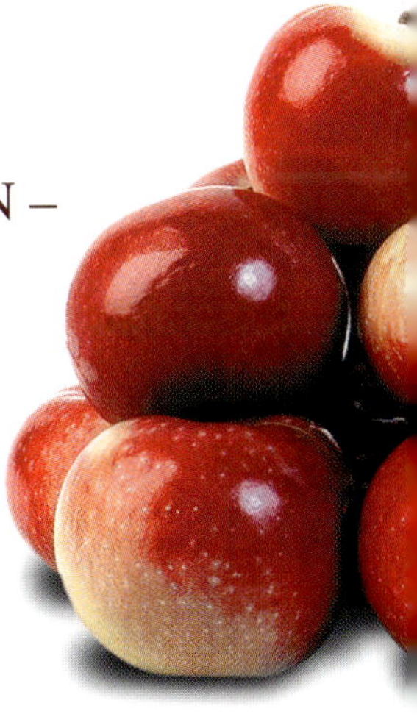

Wenn das Frühjahr kommt, der Schnee geschmolzen ist und die ersten Bäume und Sträucher blühen, dann ist das für Heuschnupfen-Betroffene der reinste Horror. Denn anstatt sich an der Blütenpracht von Mutter Natur zu erfreuen, müssen sie ihre Tage damit verbringen, ihre tropfende Nase und die juckenden Augen zu ertragen. Aber auch für all

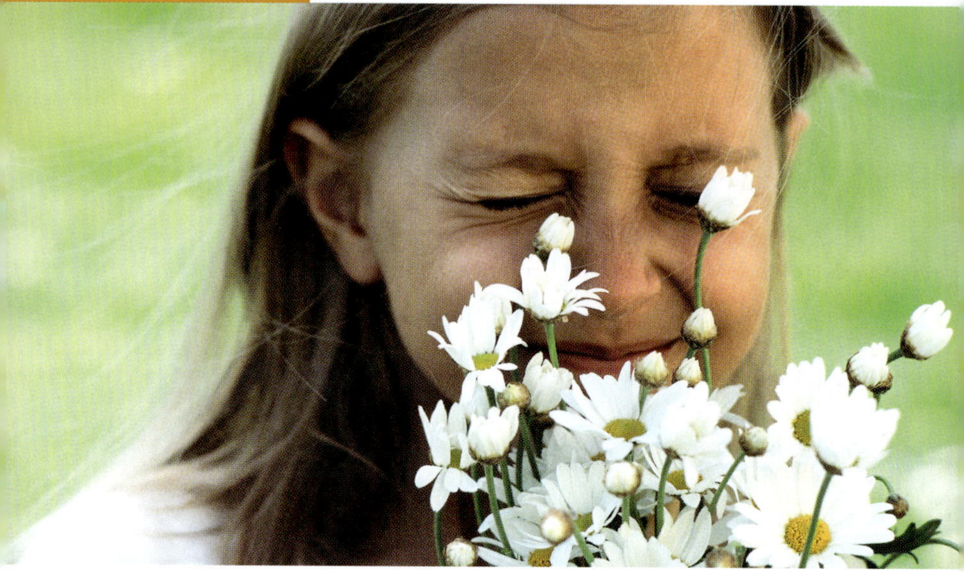

diejenigen, die Nüsse nicht essen können oder von einem Biss in einen schönen grünen Apfel eine pelzige Zunge bekommen, ist das Leben nicht mehr so unbekümmert wie es sein sollte.

15 Millionen Deutsche leiden darunter, dass ihr Immunsystem krankhaft überempfindlich reagiert – an sich harmlose Stoffe werden vom Körper bekämpft, wodurch es zu der allergischen Reaktion kommt. Was bei Heuschnupfen im besten Fall mit einer triefenden Nase abläuft, kann aber schwerwiegende Folgen haben – chronisches Asthma kann sich entwickeln. Und Patienten, die gegen Erdnüsse oder Nüsse allergisch sind, müssen aufpassen, dass sie nicht Nahrungsmittel essen, die die entsprechenden Substanzen enthalten, um keinen allergischen Schock zu riskieren. Aber auch Pollen-Allergikern bereiten die Symptome nicht gerade Freude: 77,6 Prozent, so eine von der „Apotheken-Umschau“

im Jahr 2004 veröffentlichte Umfrage, litten unter juckenden, brennenden und tränenden Augen, wenn sie Heuschnupfen hatten. 66,1 Prozent hatten eine laufende Nase und 64,2 Prozent wurden von Niesreiz geplagt. Und auch in der Kinderarztpraxis spielen Heuschnupfen, Asthma, Neurodermitis und Nahrungsmittel-Allergien eine Rolle – sie stehen nämlich auf der Top-Ten-Liste der häufigsten Diagnosen unter dem Überbegriff „Allergien".

### WORAN ALLERGIKER LEIDEN

Tränende Augen: 77,6 %

Laufende Nase: 66,1 %

Niesreiz: 64,2 %

Quelle: „Apotheken-Umschau"

## VIELFÄLTIGES THERAPIEN-SPEKTRUM

Auch bei der Behandlung von Allergien und Heuschnupfen verzeichnet die Naturheilkunde Erfolge – nebenwirkungsfrei, was man von manchen Antihistaminika, die als Medikament gegen Heuschnupfen verschrieben werden, nicht behaupten kann. Die Zahl der Patienten, die mit Heuschnupfen oder Nahrungsmittel-Allergien in die Schlosspark-Klinik kommt, ist relativ hoch. Doch ihnen kann geholfen werden. In Sachen Heuschnupfen hat Dr. von Rosen die Erfahrung gemacht, dass dieser meist mit Eigenurininjektionen gut in den Griff zu bekommen ist.

Ein vielfältigeres Therapienspektrum ist bei den Nahrungsmittel-Allergien notwendig. Da geht es nicht nur darum, den gespritzten Apfel oder die Erdnuss nicht mehr zu essen – sondern der ganze Magen-Darm-Bereich muss in Ordnung gebracht werden. Zum Beispiel mit einer seit Jahrzehnten

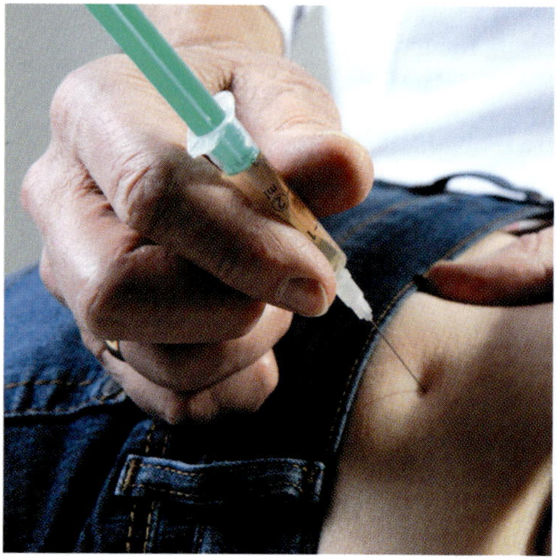

bewährten Fastenkur nach F. X. Mayr oder einer Verbesserung des Lymphsystems im Bauchraum. Auch Asthma, Neurodermitis, Colitis ulcerosa und manchmal Fettsucht sind aus Sicht Dr. von Rosens allergische Erkrankungen, die immer erst über eine Ganzkörperentgiftung behandelt werden müssen. Erst in einem zweiten Schritt wird ein eventuell betroffenes Organ wie die Lunge, die Haut oder der Darm behandelt.

*Mit der Eigenurin-Therapie verzeichnet Dr. von Rosen Erfolge bei der Behandlung von Heuschnupfen-Patienten.*

## DIE PFUNDE PURZELTEN

Die 40-jährige Frau G., die sich eines Tages in der Schlosspark-Klinik vorstellte, war total unglücklich. Sie wog fast 140 Kilogramm, war aber nur 161 Zentimeter groß. Viele Kuren hatte sie schon probiert. Es hatte alles nicht viel geholfen. Bereits nach kurzer Zeit waren die alten Pfunde wieder drauf und oft noch ein paar neue hinzu.

In die Klinik kam sie aber nicht wegen der Adipositas, sondern weil sie eine chronische Blasenentzündung hatte. Sie musste immer wieder Antibiotika nehmen, war aber ihre Entzündung immer nur für einige Wochen losgeworden. Schon bei einem Wetterwechsel traten die Blasenbeschwerden und oft auch eine schmerzhafte Entzündung wieder auf. Natürlich wurde in der Klinik ein Test auf Nahrungsmittel-Unverträglichkeiten und -Allergien durchgeführt. Dabei fanden sich eine Vielzahl von Belastungen – unter anderem gegen Hühnerei, Weizen, Zucker, Hefe, Kuhmilch und Kuhmilchprodukte, Früchte, Süßungsmittel, Nüsse sowie Nahrungsmittelzusatzstoffe. Auch auf Latex und Amalgam, das Frau G. noch in den Plomben ihrer Zähne hatte, reagierte sie allergisch. Diese Unverträglichkeiten und Allergien wurden mit der Bioresonanztherapie behandelt. Gleichzeitig mied die Patientin alle Nahrungsmittel, die sich bei dem Test als problematisch herausgestellt hatten.

Und etwas Erstaunliches geschah. Ohne Hunger, Fasten oder eine besondere Einschränkung sank das Gewicht der Patientin in den ersten drei Monaten bereits um 19 Kilogramm. Nach einem halben Jahr waren es 28 Kilo weniger, nach neun Monaten 39 Kilogramm. Natürlich war das Gewicht, zieht man bei 161 Zentimetern Körpergröße und gut 100 Kilogramm Gewicht den Body-Mass-Index zu Rate, immer noch zu hoch. Es zeigte sich aber, dass die Unverträglichkeiten und Allergien den Stoffwechsel so durcheinander gebracht hatten, dass allmählich extremes Übergewicht eingetreten war. Nur weil die Patientin sich an die Empfehlungen der Klinik hielt, gelang es, Fett, Wassereinlagerungen und Übergewicht deutlich zu reduzieren.

### NAHRUNGSMITTEL-ALLERGIEN

Sie treten vor allem gegen die Nahrungsmittel auf, die man am meisten isst. In Deutschland sind das insbesondere Weizen, Kuhmilch und Kuhmilchprodukte, Hühnerei und Zucker. Die Häufung der Nahrungsmittel-Allergien hängt auch mit den chemischen Zusatzstoffen in der Nahrung zusammen, die bei Fertigprodukten verwendet werden. Der Körper erkennt chemische Stoffe als Fremdstoffe und entwickelt eine Abwehr-Reaktion gegen die damit verbundenen Nahrungsmittel.

Ein weiteres Beispiel ist die Krankengeschichte der kleinen Sarah, bei der schon wenige Wochen nach der Geburt die ersten Zeichen einer Neurodermitis auftraten. Auch Sarahs Mutter litt viele Jahre an dieser ungefährlichen, aber unangenehmen Hautkrankheit und ist bis heute nicht frei davon. Bei Ernährungsfehlern treten die Beschwerden wieder auf.

Die Mutter wusste von der ererbten Krankheitsdisposition. Sie wusste aber auch aus eigener Erfahrung, dass mit Hilfe eines Bioresonanztests herausgefunden werden kann, welche Nahrungsmittel gemieden werden müssen, um die Beschwerden zu lindern. Bei Sarah trat die Neurodermitis auf, obwohl sie voll gestillt wurde. Das Kind wurde mit dem oben genannten Verfahren getestet. Die Mutter hielt sich an den Rat, während sie das Kind stillte, alle Nahrungsmittel nicht zu essen, die für das Kind allergieauslösend waren und Sarah ging es auch bald besser. Doch als auf feste Nahrung umgestellt wurde und in geringem Maße auch nach den Impfungen traten die alten Beschwerden wieder auf. Ein erneuter Bioresonanztest ergab ein völlig neues Allergiespektrum, so dass jetzt zahlreiche Nahrungsmittel und auch Zusatzstoffe vermieden werden mussten.

Mutter und Kind hielten sich gewissenhaft an die Empfehlungen. Heute geht es Sarah gut. Sie ist weitgehend beschwerdefrei. Sie weiß selbst, dass sie viele „schöne“ Sachen nicht essen darf und weist oft vorsorglich darauf hin. So ist sie zwar etwas eingeschränkt, aber weitgehend frei von Juckreiz und Ekzemen.

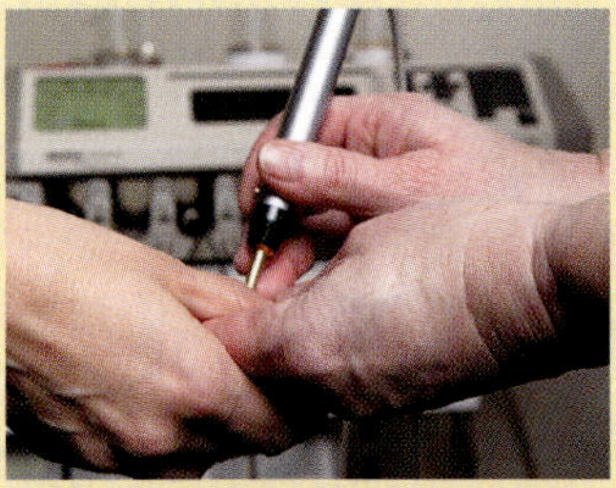

BIORESONANZTEST

Er beruht darauf, dass man mit der heutigen Hochtechnologie von jedem Gegenstand eine Eigenschwingung ableiten kann. Auch ein Kranker hat eine ganz persönliche Eigenschwingung, die sich von der eines anderen Patienten mit der gleichen Krankheit unterscheidet. Beim Allergietest wird der Patient mit den spezifischen Schwingungen der Nahrungsmittel (z.B. Weizen oder Roggen) gereizt. Aus der elektronischen Antwort kann man erkennen, ob eine Allergie vorliegt oder nicht.

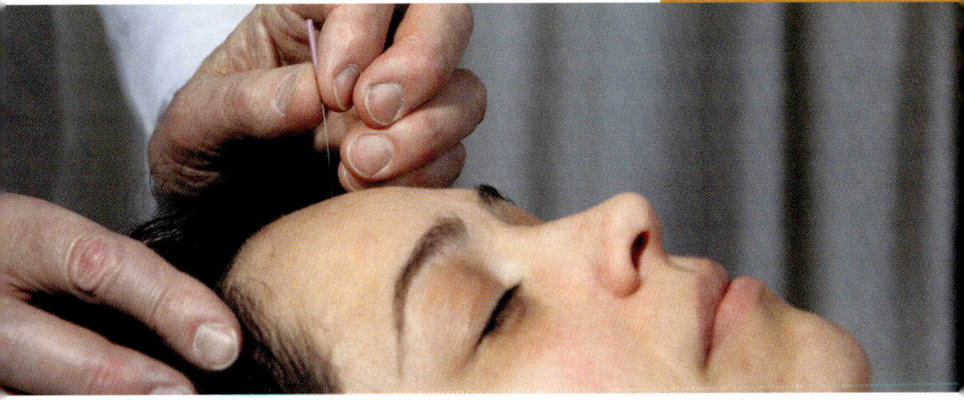

*Akupunktur hilft nachweislich in der Behandlung von Allergien und Heuschnupfen.*

Über zehn Jahre hatte Frau S. Asthma, bevor sie in die Schlosspark-Klinik kam. Mit 19 Jahren fing es an, zusammen mit Heuschnupfen, und wurde immer schlimmer. Vor sechs Jahren kam noch eine ständige Verstopfung der Nasennebenhöhlen, eine so genannte chronische Sinusitis, dazu. Antibiotika, Akupunktur, Lymphdrainage und andere Behandlungen brachten immer nur eine kurzfristige Besserung. Inzwischen hatte sich auch Haarausfall eingestellt, dazu ständige Schlafstörungen und eine ausgeprägte Kälteempfindlichkeit. Die junge Frau wirkte beim ersten Besuch in der Klinik aufgrund ihrer Leidensgeschichte sehr niedergeschlagen.

Wie häufig war auch bei ihr der Schlafplatz gestört. Dazu kam eine ausgeprägte Nahrungsmittel-Unverträglichkeit. Das Immunsystem war geschwächt und ihr vegetatives Nervensystem labil. Die Behandlung in der Schlosspark-Klinik war umfangreich. Neben der Schlafplatzsanierung sowie der Behandlung der Nahrungsmittel-Allergie wurde bei ihr eine Serie von so genannten Aufbauinfusionen (hochdosierte Vitamine und ein Leberschutzstoff), eine Eigenblutbehandlung mit zusätzlichen immunstimulierenden homöopathischen Medikamenten, eine Nasenreflexzonenmassage (wegen der chronischen Sinusitis) sowie eine Eigenurin-Injektionstherapie wegen des Heuschnupfens und des Asthmas begonnen. Dazu kamen ansteigende Fußbäder und eine Fußreflexzonenmassage, Bachblüten und homöopathische Medikamente.

Nachdem die Therapie zehn Wochen lang konsequent durchgezogen wurde, anfangs zweimal, später einmal pro Woche, war der Durchbruch geschafft. Asthma, Heuschnupfen und Sinusitis waren zum Teil ganz verschwunden. In späteren Jahren waren nur noch Auffrischbehandlungen notwendig, wenn sich doch einmal wieder ein Infekt eingestellt hatte. Asthma und Heuschnupfen sind seit Jahren nicht mehr aufgetreten.

## CHRONISCHE MÜDIGKEIT DAS RÄTSELHAFTE PHÄNOMEN

Olaf Bodden war Stürmer beim TSV 1860 München. Auf seinem Weg in die Nationalmannschaft wurde der Fußballer vor einigen Jahren durch eine rätselhafte Krankheit gestoppt, die selbst ihm, einem durchtrainierten Profisportler, über mehrere Jahre hinweg das Gefühl gab, er sei eher ein altes Mütterchen denn ein junger Fußballer – das Treppensteigen war eine Qual und eigentlich wollte Bodden nur noch schlafen. Er hatte das chronische Müdigkeitssyndrom und fand erst nach vielen Jahren Behandlung bei unterschiedlichen Ärzten Besserung. Bodden ist aber kein Einzelfall. Denn die chronische Müdigkeit ist bei weitem keine exotische Krankheit mehr und mit Simulanten und Faulpelzen

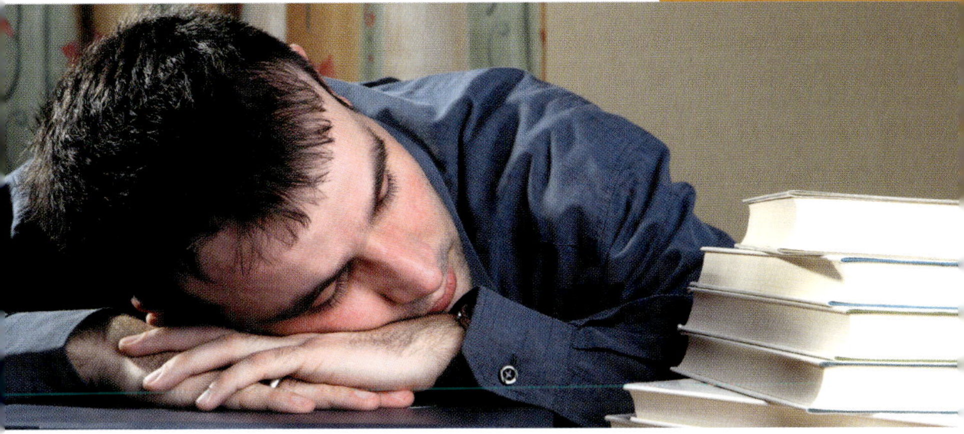

hat man es ganz und gar nicht zu tun. Man schätzt, dass in Deutschland bis zu 300 000 Menschen von dem chronischen Erschöpfungssyndrom betroffen sind. In amerikanischen Studien zeigte sich, dass Frauen häufiger betroffen sind als Männer und dass die Krankheit meist zwischen dem 30. und 50. Geburtstag auftrat. Viele Betroffene sind wie Profifußballer Bodden Menschen, die sehr ehrgeizig sind und vor ihrer Krankheit auch sehr aktiv waren.

*Chronische Müdigkeit muss umfassend behandelt werden.*

## GANZHEITLICHE BEHANDLUNG WICHTIG

Das Krankheitsbild ist sehr differenziert und schwer zu diagnostizieren. Beim chronischen Müdigkeitssyndrom betrifft die Erschöpfung den ganzen Menschen. Deswegen müssen aus Sicht von Dr. Jürgen von Rosen auch alle gestörten Organe gefunden und entsprechend therapiert werden. Nimmt man sich genügend Zeit und geht sorgfältig vor, so ist das Krankheitsbild nach den Erfahrungen in der Schlosspark-Klinik erfolgreich behandelbar. Dr. von Rosen hat dafür ein breit gefächertes Behandlungskonzept entwickelt.

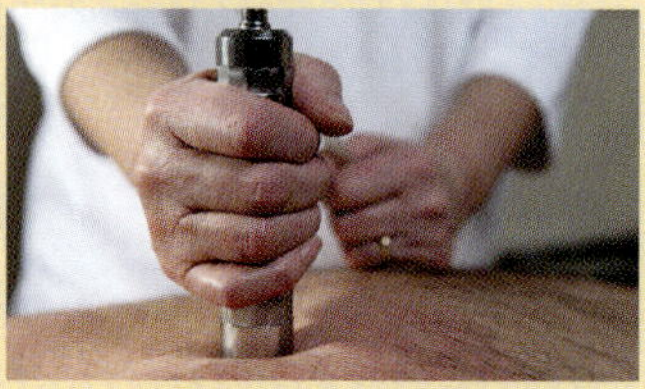

PETECHIALE SAUGMASSAGE

Der Arzt Dr. Zöbelein erfand um 1960 die Unterdrucksaugmassage. Sie wirkt wie eine intensive Bindegewebsmassage. Mit bis zu zwei Atü Unterdruck wird die Haut angesaugt. Es entsteht ein intensiver Heilreiz, der auch auf die inneren Organe wirkt.

Im ersten Schritt arbeitet die Klinik mit versierten Baubiologen zusammen, die das Schlafzimmer und den Standort des Bettes in der Wohnung des Patienten untersuchen. Sehr oft stellt sich heraus, dass entweder so genannte geopathische Störungen bzw. Elektrosmog oder Mobilfunkstrahlung in unmittelbarer Nähe der Wohnung der Patienten dafür sorgen, dass diese sehr schlecht schlafen. Wer aber nicht gut schläft, dessen Körper kommt auch nicht zur Ruhe, um sich nachts die Erholung zu holen, die er braucht.

In der Schlosspark-Klinik werden ansteigende Fußbäder mit anschließender Fußreflexzonen-Massage ebenso angewandt wie das Bioresonanzverfahren, um Nahrungsmittel-Unverträglichkeiten herauszufiltern, die fast alle Patienten mit chronischer Müdigkeit haben. Die meisten Patienten haben auch Probleme im Dünndarm, die man im Sinne der Mayr-Diagnostik feststellen kann. Bei den Patienten, bei denen eine Mayr-Kur nicht möglich ist, hat sich auch die petechiale Saugmassage nach Zöbelein bewährt.

Eines ist für Dr. von Rosen unumgänglich: Ohne eine Umstellung der Ernährung auf basische Kost ist eine dauerhafte Gesundung von chronischer Müdigkeit nicht möglich. In der Schlosspark-Klinik wurde dafür die so genannte „modifizierte Nachkriegskost“ entwickelt. Eine Überprüfung des Säure-Basen-Haushaltes der Patienten mit dem Test nach

Jörgensen ist obligatorisch. Fast immer liegen Störfelder im Hals- / Kopfbereich vor. Diese werden mit dem Muskeltest gefunden und mit homöopathischen Injektionen therapiert.

## SCHON MORGENS FIELEN DIE AUGEN ZU

Ein Beispiel für die gelungene Anwendung der eben beschriebenen Therapie ist Herr G., der mit 70 Jahren zum ersten Mal in die Schlosspark-Klinik kam. Er hatte bereits einige Krankheiten hinter sich, unter anderem ein Prostata-Karzinom. Vor allem aber kam er wegen seiner ständigen Müdigkeit und Erschöpfung. Bereits am Vormittag wollte er sich am liebsten schon wieder hinlegen, weil ihm die Augen beinahe zufielen. Er bekam Baseninfusionen mit Multivitaminen und einem Leberschutzstoff, Fußreflexzonentherapie, Darmbäder, wurde auf Nahrungsmittel-Allergien untersucht und bekam Bachblüten für das seelische Gleichgewicht sowie Eigenblutinjektionen zur Steigerung der Immunabwehr. Dazu wurden homöopathische Mittel zur Verbesserung der Leber- und Nierenentgiftung sowie Vitamin- und Mineralstofftabletten verabreicht. Nach sechs Wochen und zwölf Behandlungen ging es dem 70-Jährigen besser. Um einen Rückfall zu vermeiden, kommt er seitdem einmal im Monat für die Infusionstherapie in die Klinik.

Ein ebenso interessanter Fall war Frau A., 59 Jahre alt. Sie war bereits in Behandlung in der Schlosspark-Klinik wegen einer starken Nahrungsmittel-Allergie. Diese hatte sich gebessert, die Müdigkeit und Erschöpfung nahmen aber zu. Im erneuten Allergietest fanden sich Nahrungsmittel-Unverträglichkeiten gegenüber Weizen, Milch, Zucker sowie fast allen üblichen Obst- und Gemüsesorten. Die Patientin lebte schon lange vegetarisch und aß fast nur Demeter-Produkte. Trotzdem trat diese fast extreme Unverträglichkeit auf. Bei der dreimonatigen Behandlung bekam die Patientin ansteigende Fußbäder mit Fußreflexzonen-Massage, Bioresonanztherapie, Darmbäder, Saugmassagen des Bauches, Baseninfusionen mit Multivitaminen und Leberschutzstoff sowie ein Medikament zum Aufbau der Darmschleimhaut und ein Gallenmittel. Der Erfolg bestätigte die Therapie: Die Patientin konnte wieder arbeiten, schlief gut und vertrug mehr Nahrungsmittel als zuvor.

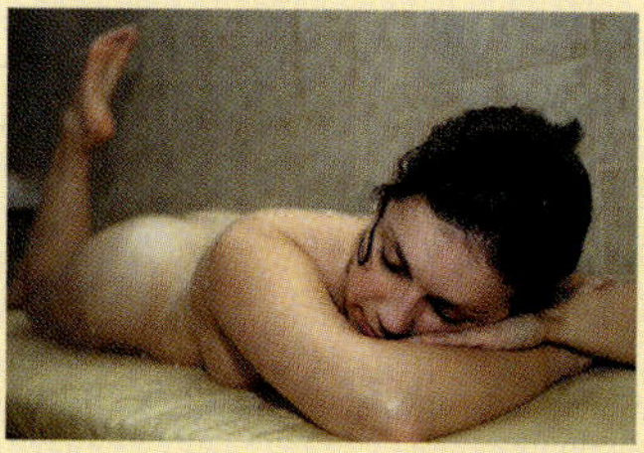

DAUERBRAUSE

Die Behandlung erfolgt mit einer normalen Dusche, die auf einer Schiene beweglich über einer Liege, auf der der Patient liegt, montiert ist. Behandelt wird oft täglich eine Stunde mit warmem Wasser. Die Wirkung ist mit einer intensiven einstündigen Lymphdrainage vergleichbar. Die Therapie ist sehr wirksam, kostengünstig und ohne Therapeut durchführbar.

Der dritte Fall ist besonders interessant, obwohl er schon 20 Jahre zurückliegt. Frau L. war 45 Jahre alt, als sie in die Schlosspark-Klinik kam. Zwei Jahre lang schleppte sie sich nur zur Arbeit und konnte nie länger als eine Stunde am Stück arbeiten. Ihre Odyssee reichte über zahlreiche Fachärzte, die aus schulmedizinischer Sicht keine organischen Probleme ausmachen konnten und davon ausgingen, dass Frau L. depressiv sein müsse. Durch Zufall kam die Patientin eines Tages zu einem Zahnarzt, der feststellte, dass fast alle ihre überkronten Zähne abgestorben waren und sich darunter starke Entzündungsherde gebildet hatten. Die Patientin litt neben der Erschöpfung an vielfältigen rheumatischen Beschwerden, die man heute als Fibromyalgie bezeichnen würde – eine Krankheit, die man vor 20 Jahren in dieser Form nicht kannte. Durch den Zahnarzt kam die Patientin in die Schlosspark-Klinik und machte dort eine sechswöchige Entschlackungskur – nach der ihre jahrelange Tortur vorüber war. Danach ließ sie eine umfangreiche Sanierung der Zähne durchführen und entschied sich, noch einmal 17 Tage in der Schlosspark-Klinik zur Kur zu bleiben. Zehn Jahre lang musste sie nicht mehr zu einem Arzt gehen, ihre chronische Müdigkeit war verschwunden und sie konnte wieder problemlos arbeiten.

*„Die besten Ärzte der Welt sind Dr. Diät, Dr. Ruhe und Dr. Fröhlich (Dr. Diet, Dr. Quiet and Dr. Merryman)."*

*Jonathan Swift*

Frau U. war 77 Jahre alt, als sie in die Schlosspark-Klinik kam. Ihr war zuvor wegen Brustkrebs die rechte Brust entfernt worden. In der Schlosspark-Klinik wurde sie mit einer biologischen Krebstherapie behandelt, die mit dazu beitrug, dass sie keinen Rückfall bekam. Etwa ein Jahr später trat bei der Patientin zunehmende Erschöpfung auf, die sich auch durch hausärztliche Behandlung nicht besserte. Dr. von Rosen stellte eine stark erhöhte Blutsenkung sowie eine starke Übersäuerung fest. Therapiert wurde Frau U. mit einer Kombinationstherapie aus ansteigenden Fußbädern und Fußreflexzonenmassagen sowie Baseninfusionen, angereichert mit Multivitaminen und einem Leberschutzstoff sowie einer hochdosierten intravenösen Sauerstofftherapie. Durch diese Therapie fühlte sich die Patientin nach zwölf Behandlungen besser, was sich auch labortechnisch nachprüfen ließ. Die Übersäuerung war zurückgegangen, die Blutsenkung fast normal und auch andere Laborwerte besserten sich deutlich.

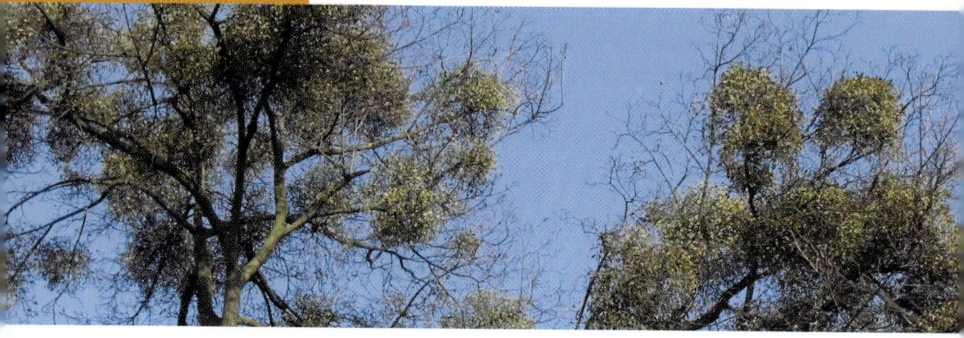

# BIOLOGISCHE KREBSBEHANDLUNG – DIE SANFTE ERGÄNZUNG

*Die Mistel ist in der naturheilkundlichen begleitenden Krebsbehandlung ein wichtiges pflanzliches Arzneimittel, das nachweislich wirkt.*

Krebs ist eine Geißel der heutigen Menschheit. In Deutschland erkrankten zwischen 2000 und 2004 jeweils zirka 340 000 Menschen an Krebs. Tumore im Darm waren vor Lungen-Karzinomen sowie hormonell beeinflussten Krebsarten wie Brust- und Prostata-Krebs die häufigsten Krebsarten. Von den 340 000 Patienten, die jährlich an Krebs erkranken, sterben 210 000, das ist zirka ein Viertel aller Todesfälle in Deutschland pro Jahr. Rund zwei Drittel der Krebspatienten sind über 60 Jahre alt. Weltweit wird von Seiten der Weltgesundheits-Organisation der Vereinten Nationen erwartet, dass Krebserkrankungen bis zum Jahr 2020 um 50 Prozent zunehmen könnten – auf dann weltweit 15 Millionen Fälle jährlich. Der Hauptgrund aus Sicht der WHO ist der Lebensstil vieler Menschen in den Industriestaaten, die sich zu fettreich ernähren, zu wenig bewegen und rauchen. Alleine der blaue Dunst ist als Auslöser für bis zu ein Drittel aller Krebsfälle verantwortlich.

In Deutschland fordern Onkologen, dass ein nationales Referenzzentrum Normen für die Behandlung von Krebserkrankungen festlegt und mehrere Zentren eingerichtet werden, in denen diese Behandlung umgesetzt wird. Als Ergänzung zur schulmedizinischen Krebstherapie wird die biologische, naturheilkundliche Krebstherapie verstanden, die auch in der Schlosspark-Klinik in Gersfeld angewandt wird. Auf eine Operation der Geschwulste kann man fast nie verzichten, oft kann man auch auf eine Chemotherapie oder eine Strahlentherapie nicht verzichten. Es ist in der Naturheilkunde nicht das einzelne Medikament wie zum Beispiel die Mistel, das zum Erfolg führt, sondern die Kombination einer Vielzahl von Methoden.

## KOMPLEMENTÄRE KREBSBEHANDLUNG

Dazu zählt man unter anderem eine an die Krebserkrankung angepasste Ernährung, verschiedene Entspannungsverfahren sowie Sport.

Des Weiteren werden Mistelpräparate, Mineralien, Antioxidantien, Vitamine, Extrakte aus der Thymusdrüse sowie Präparate aus tierischen und pflanzlichen Enzymen gegeben.

In der Erfahrung von Dr. von Rosen spielt vor allem die Sanierung des Schlafplatzes des Patienten, also das Umstellen des Bettes wegen einer Wasserader oder Mobilfunkstrahlung, eine wichtige Rolle. Darüber hinaus muss das Immunsystem aktiviert werden, um die Entgiftungsleistungen des Körpers auf Hochtouren zu bringen.

## BEGLEITENDE NATURHEILKUNDLICHE THERAPIE

Ein Beispiel, bei dem sich eine naturheilkundliche Begleittherapie bei einer Patientin mit Krebs ausgezahlt hat, ist Frau J., die mit 61 Jahren zum ersten Mal in die Schlosspark-Klinik kam. Sie hatte chronisch lymphatische Leukämie, eine relativ gutartige Variante eines Blutkrebses, die in den meisten Fällen mit Chemotherapie behandelt wird. Frau J.

*„Der Gesunde weiß nicht, wie reich er ist."*

*Deutsches Sprichwort*

hatte sich auf eigenen Wunsch und mit Unterstützung Dr. von Rosens dafür entschieden, keine Chemotherapie durchführen zu lassen, sondern setzte auf die Naturheilkunde – nun schon seit 16 Jahren. Die Laborwerte, vor allem die Zahl der weißen Blutkörperchen, ließen aus schulmedizinischer Sicht nur einen Schluss zu: Chemotherapie. Trotzdem entschied sich Frau J. dagegen und erhielt sich aus ihrer Sicht ein Stück Lebensqualität. Das Allgemeinbefinden ist mit 77 Jahren sehr gut. Sie kommt nach wie vor ein Mal pro Monat mit dem Auto in die Gersfelder Klinik. Aus Sicht der Patientin und Dr. von Rosens ist der Hauptgrund die vielfältige naturheilkundliche Therapie, die in den 16 Jahren regelmäßig angewandt wurde. Zum einen wurde dafür gesorgt, dass das Bett der Patientin frei von geopathischen Störungen steht. Natürlich wurden die Nahrungsmittel-Unverträglichkeiten behandelt und eine intensive Fußreflexzonentherapie durchgeführt. Darüber hinaus wurden eine intensive Misteltherapie sowie Eigenblutinjektionen, Aufbauinfusionen mit Multivitaminen und einem Leberschutzpräparat, eine hochdosierte Sauerstofftherapie sowie eine Zelltherapie mit Thymus, Leber, Milz und Bindegewebe durchgeführt.

### KREBS IN ZAHLEN

340 000 Menschen erkranken pro Jahr in Deutschland an Krebs.
210 000 Menschen sterben jährlich in Deutschland an Krebs, das entspricht jedem vierten Todesfall.
Die häufigsten Krebsarten bei Männern sind Prostata-Karzinome vor Lungenkrebs und Darmkrebs.
Die häufigste Krebsart bei Frauen ist der Brustkrebs vor Darmkrebs.
An Lungenkrebs sterben in Deutschland jährlich zirka 39 000 Menschen, der Hauptgrund für Lungenkrebs ist das Rauchen.

Gelegentlich erfolgten die Behandlungen zwei Mal pro Woche, es gab auch Zeiträume, in denen über Monate keine Behandlungen nötig waren. Aus Sicht der Patientin und Dr. von Rosens brachte die frühzeitige begleitende naturheilkundliche Behandlung die gleichen, wenn nicht bessere Resultate wie eine von der Schulmedizin empfohlene Chemotherapie.

## KEINE NEBENWIRKUNGEN

Ebenfalls nachdenkenswert ist die Geschichte von Frau M. Sie bekam mit 57 Jahren Darmkrebs, wurde operiert und sollte anschließend eine Chemotherapie erhalten. Nachdem sie aus dem Krankenhaus entlassen war, kam sie kurz vor Beginn der Chemotherapie in die Schlosspark-Klinik. Dr. von Rosen riet ihr, vorerst auf die Chemotherapie zu verzichten – vor allem, da die Nebenwirkungen aus Sicht von Rosens dem voraussichtlichen Erfolg entgegenstanden. Insbesondere würde durch die Chemotherapie das Immunsystem empfindlich gestört. Statt dessen schlug Dr. von Rosen vor, eine ganzheitliche naturheilkundliche Therapie zu versuchen.

Zunächst ging es daran, wie in fast jedem Fall, das Bett zu Hause so umzustellen, dass wieder ein erholsames Schlafen möglich wurde. In der Klinik bekam die Patientin eine Misteltherapie sowie gelegentliche Thymusinjektionen, um die Abwehrkräfte des Körpers wieder zu stärken. Nahrungsmittel-Unverträglichkeiten wurden ebenso herausgefunden und behandelt. Außerdem bekam die Patientin eine homöopathische Konstitutionstherapie, die den Stoffwechsel anregte sowie Bachblüten zur Stabilisierung des seelischen Gleichgewichts. Gewissenhaft hielt sich Frau M. an diese sehr differenzierte und auf ihre Bedürfnisse zugeschnittene Therapie. Nach über sieben Jahren mit dieser naturheilkundlichen Therapie geht es Frau M. trotz zwischenzeitlicher Kritik der Schulmediziner, die sie früher behandelt hatten, gut. Krebszellen oder Metastasen wurden keine mehr gefunden. Die Nebenwirkungen der Chemotherapie sind ihr erspart geblieben und, diese Anmerkung sei gestattet, die naturheilkundliche Therapie in der Schlosspark-Klinik war sicher billiger als eine Chemotherapie in einem Krankenhaus.

Frau G. war 74 Jahre alt, als sie zum ersten Mal in die Schlosspark-Klinik kam. Neun Jahre zuvor hatte man ihr die Schilddrüse entfernt wegen einer Krebserkrankung. Ein Jahr bevor sie nach Gersfeld kam, war ein erneutes Karzinom aufgetreten. Schulmedizinisch war nach Angaben der behandelnden Klinik eine weitere Krebstherapie nicht möglich. Eine Chemotherapie schied wegen vorausschaubarer Unwirksamkeit aus. Eine erneute Bestrahlung war bereits ohne Erfolg durchgeführt worden. Allenfalls wurde die Entfernung des Kehlkopfes als Therapiemöglichkeit in Erwägung gezogen.

Frau G. wurde durch eine Krebs-Selbsthilfegruppe auf die Gersfelder Klinik aufmerksam. Sie hatte keine Beschwerden. Der Schilddrüsenspezialist hatte ihr aber gesagt, dass es für sie keine Behandlungsmöglichkeiten mehr gäbe. So hoffte sie nun auf Hilfe „durch die Natur". Frau G. wurde über neun Jahre lang naturheilkundlich behandelt. In dieser Zeit ging es ihr gut, da sie weiterhin kaum Beschwerden und erst im letzten Jahr aufgrund des nunmehr nicht mehr beherrschbaren Tumorwachstums mit Atemnot und Schleimbildung zu tun hatte. Mit 83 Jahren verstarb sie. Die naturheilkundliche Therapie in den neun Jahren war komplex. Frau G.

erhielt anfangs eine hochdosierte Sauerstoffbehandlung, dazu Fußreflexzonentherapie, das Bett wurde umgestellt und sie bekam zahlreiche homöopathische Medikamente. Nach einem Jahr konnte der Schilddrüsenspezialist den Tumor nicht mehr finden. In der Schlosspark-Klinik behandelte Dr. von Rosen aber trotzdem regelmäßig jede Woche weiter und gab noch ein Mistelpräparat zusätzlich dazu. Dies ging fünf Jahre lang, bevor erneutes Tumorwachstum festgestellt wurde. Nun wurde zusätzlich Thymus injiziert. Vorher hatte man aus Kostengründen darauf verzichtet, da die Krankenkasse das Medikament wegen angeblich nicht gesicherter Wirksamkeit ablehnte. Frau G. hatte mit dieser einfachen, wenig belastenden Therapie noch einige lebenswerte Jahre.

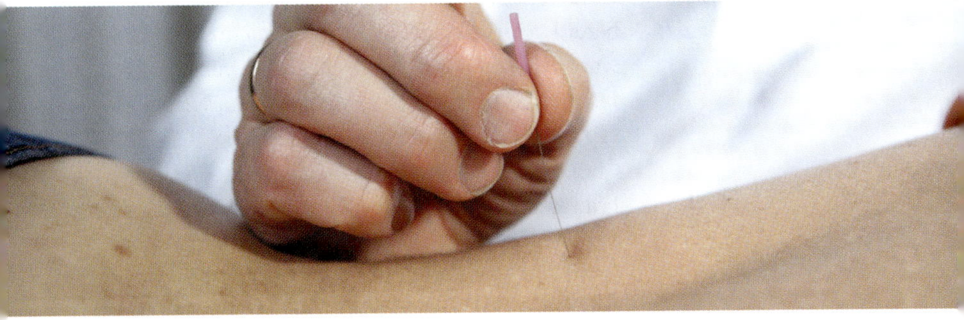

## VOLKSKRANKHEIT RÜCKENLEIDEN – DAS KREUZ MIT DEM KREUZ

*Akupunktur hilft häufig auch bei starken Rückenschmerzen.*

Rückenschmerzen sind heutzutage fast bei jedem Menschen normal – die meisten von uns sitzen fast den ganzen Tag im Büro vor dem Computer und die eigentlich notwendige Bewegung beschränkt sich darauf, zum Auto zu laufen, heimzufahren und sich auf die Couch zu legen.

Neun von zehn Deutschen machen im Laufe ihres Lebens die Erfahrung, dass es irgendwo im Rücken zwickt – keine andere Krankheit verdient das Attribut „Volkskrankheit" so sehr wie Rückenleiden. Die Gründe sind vielfältig: Zu wenig Bewegung, Fehlbelastungen, Übergewicht, psychische Probleme aber natürlich auch Fehlstellungen der Wirbelsäule und Probleme mit den Bandscheiben.

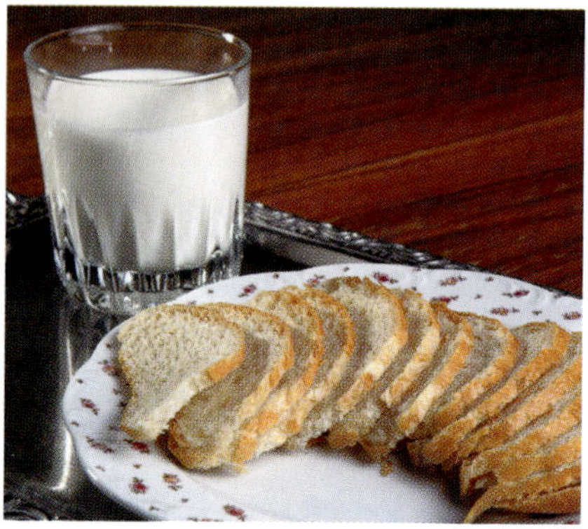

*Häufig liegen nach der Erfahrung von Dr. von Rosen die Ursachen für Rückenschmerzen im Bauchbereich. Eine Mayr-Kur hilft.*

Im Auftrag der „Apotheken-Umschau" fand die GfK bei einer Umfrage heraus, dass 37,8 Prozent der 2 009 Befragten im Befragungsjahr 2005 wenigstens einmal an Rückenschmerzen litten. Es war nach Erkältungskrankheiten die zweithäufigste Nennung. Aus der Krankheitskostenrechnung aus dem Jahr 2002 des Statistischen Bundesamtes geht hervor, dass 3,7 Milliarden Euro für die Behandlung von Rückenschmerzen in Deutschland im Jahr 2002 ausgegeben wurden. Und dass es einen Zusammenhang zwischen sitzender Büroarbeit und Rückenleiden gibt, sieht man am Gesundheitsreport der Deutschen Angestellten-Krankenkasse aus dem Jahr 2005: Rückenschmerzen waren mit Abstand die häufigste Einzeldiagnose für Arbeitsunfähigkeit.

## DEN GANZEN KÖRPER BETRACHTEN

Dr. Jürgen von Rosen hat in seiner Klinik eine interessante Erfahrung bezüglich der Rückenschmerzen seiner Patienten gemacht. Die Ursachen der Rückenschmerzen – wenn nicht ein eindeutiger Bandscheibenvorfall vorliegt – liegen selten im

Rücken, sondern sehr oft im Bauchbereich. Dr. von Rosen hat festgestellt, dass meist das Lymphsystem des Bauches betroffen ist, das selten behandelt wird, weil die Diagnose relativ schwierig ist. Natürlich ist eine Stärkung der Rückenmuskulatur sinnvoll, doch oftmals kann man mit einer Mayr-Kur das Lymphsystem im Bauchraum anregen und die Rückenschmerzen verschwinden lassen. Die Behandlung nur des Rückens mit Krankengymnastik, Injektionen oder Antirheumatika ist häufig unzureichend. Es muss bei Rückenschmerzen eine Kombination von allgemeiner Entgiftungs- und Entschlackungstherapie in Verbindung mit einer lokalen Entlastungstherapie wie zum Beispiel dem Schröpfen geben, um Linderung zu verschaffen.

## DEN KOPF NICHT MEHR DREHEN

Ein erfolgreiches Beispiel für diese Art der Therapie ist Herr D., der mit 64 Jahren in die Klinik kam. Drei Jahre zuvor hatte man wegen Bandscheibenvorfällen drei Bandscheiben der Halswirbelsäule operiert und jeweils die benachbarten Halswirbel durch Titanstäbe miteinander verblockt. Der Patient hatte zwei Rehakuren hinter sich sowie ungezählte Behandlungen mit Krankengymnastik, Massagen und Elektrotherapie, bevor er in die Schlosspark-Klinik kam. Als er bei Dr. von Rosen vorstellig wurde, konnte er den Hals nicht drehen. Wollte er zur Seite schauen, musste er den ganzen Körper drehen. Trotzdem fuhr er Auto. Das war nicht nur für ihn, sondern auch für die anderen Verkehrsteilnehmer durchaus nicht ganz ungefährlich, da Herr D. nicht in den Rückspiegel sehen konnte, ohne den ganzen Körper zu drehen. Logischerweise war seine Nackenmuskulatur verhärtet und verspannt. Zusätzlich litt er an Kopfschmerzen, Schwindel sowie Depressionen. Das bekannte therapeutische Spektrum der Schlosspark-Klinik fand bei ihm Anwendung: Dauerbrause, ansteigende Fußbäder und Fußreflexzonen-Massagen, Bachblüten-Therapie und Homöopathie. Außerdem wurden die verschiedenen Nahrungsmittel-Unverträglichkeiten behandelt. Des Weiteren wurde die Nackenmuskulatur geschröpft, was dazu führte, dass die Muskulatur wesentlich besser durchblutet wurde. Zusätzlich wurden Hals und Kopf mit ausgetesteten homöopathischen Injektionen im Rahmen der von Rosen'schen Störfeldtherapie behandelt. Nach zwölf Behandlungen binnen dreier Monate war D. weitgehend beschwerdefrei – er konnte den Kopf wieder fast normal drehen, hatte keine Kopfschmerzen und Depressionen mehr.

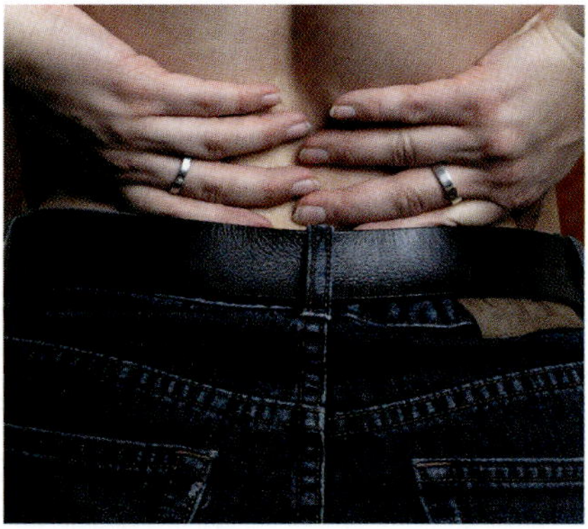

*Rückenschmerzen und Bandscheibenleiden sind nichts Seltenes: 37,8 Prozent der Deutschen litten im Jahr 2005 daran.*

Ein weiterer interessanter Fall ist Frau C., die bereits mit 32 Jahren wegen eines Bandscheibenvorfalls operiert werden musste. Danach hatte sie immer wieder unerträgliche Rückenschmerzen. Sie bekam Krankengymnastik und Massagen, war in der Rehakur, bei Orthopäden, Neurologen und Schmerztherapeuten, in diversen Kliniken, darunter zwei Universitätskliniken. Keiner konnte ihr wirklich helfen, obwohl sie binnen sechs Jahren nach der Operation mindestens 20 verschiedene Ärzte aufgesucht hatte. Das ganze Spektrum der Schmerztherapie war zur Anwendung gekommen, nichts hatte geholfen – die Schmerzen waren genauso schlimm wie am Anfang. Eines Tages, als sie besonders starke Schmerzen hatte, kam Dr. von Rosen als ihr Hausarzt auf die Idee, es in seiner Praxis mit einer Bauchbehandlung zu versuchen, wie sie innerhalb einer Mayr-Kur üblich ist. Diese Behandlung hatte er kurz vorher erstmals gesehen, aber noch nie selbst durchgeführt. Es handelt sich um eine intensive Darmmassage, bei der besonders das Lymphsystem des Bauchraumes angeregt wird. Die Therapie dauerte nur eine Viertelstunde, doch danach stand Frau C. auf und meinte, dass sie nun weitgehend beschwerdefrei sei. Diese erstaunliche Beschwerdefreiheit hielt knapp drei Wochen an. Als die Schmerzen wiederkamen, wurde die Massage insgesamt zehn Mal wiederholt. Seit knapp zehn Jahren hat die Patientin nun kaum noch Schmerzen im Rücken.

*„Gesundheit
ist nicht alles,
aber ohne Gesundheit
ist alles nichts."*

*Arthur
Schopenhauer*

Frau G. war 52 Jahre alt, als sie zur ersten Behandlung kam. Neben erheblichen Rückenschmerzen im Bereich von Hals- und Lendenwirbelsäule hatte sie zirka 30 Kilogramm Übergewicht, zeitweilige Depressionen und Schlafstörungen, die sicherlich mit ihrem Beruf als selbständige Unternehmerin und drohender Insolvenz zusammenhingen. Es ergab sich also ein vielfältiges Bild an Ursachen, die alle für sich schon derartige Beschwerden auslösen können. Auch der Schlafplatz war gestört, es lag eine ausgeprägte Nahrungsmittel-Allergie vor, besonders auf Hühnerei, Milch, Weizen und Zucker (die Patientin aß sehr gern Kuchen), sowie Schmerzen auch in diversen anderen Gelenken im Sinne eines chronischen Gelenkrheumas. Bei diesem Sammelsurium an Beschwerden fing Dr. von Rosen die naturheilkundliche Ganzheitsbehandlung an:

Fußreflexzonentherapie, Darmbäder, Bindegewebsmassagen des gesamten Rumpfes, Aufbauinfusionen, Schröpfungen der Rückenmuskulatur, Bachblüten, homöopathische Mittel zum Einnehmen sowie als Injektion zur Verbesserung des Lymphflusses am Hals, später auch am Bauch.

Natürlich konnte die seelische Belastung nicht behoben werden. Die Patientin wurde aber körperlich und psychisch so weit gestärkt, dass sie nicht wieder in eine Depression verfiel. So war nach einigen Wochen die Behandlung erfolgreich abgeschlossen, obwohl auch in späteren Jahren immer wieder die oben genannten Therapien eingesetzt werden mussten, allerdings nur gelegentlich und mit geringer Intensität. Sowohl die Patientin als auch die Ärzte waren insgesamt mit dem Ergebnis zufrieden, auch wenn keine vollständige Beschwerdefreiheit erreicht werden konnte.

Frau K. kam mit 61 Jahren erstmalig in die Schlosspark-Klinik. Sie berichtete über einen Bandscheibenvorfall sowie drei Bandscheibenvorwölbungen, der Vorstufe zum Vorfall. Außerdem läge eine Spinalkanalstenose vor, die vermutlich die Ursache von Gehstörungen auf der entsprechenden Seite war. Auch eine Hüfte war durch eine Arthrose sowie einen Bewegungsschmerz betroffen. Frau K. war übergewichtig, hatte einen geopathisch gestörten Schlafplatz, Verdauungsbeschwerden, Bluthochdruck und einige andere Krankheiten, also ein ty-

### DAS LYMPHSYSTEM

Es ist im ganzen Körper verteilt und drei Mal so groß wie das Blutsystem. Trotzdem wird es in der heutigen Medizin nur wenig beachtet.
Wenn man eine Schürfwunde hat, dann tritt oft erst eine helle Flüssigkeit aus – die Lymphe. Auch Herpesbläschen oder Windpocken sind mit Lymphe gefüllt. Die Lymphflüssigkeit transportiert die meisten Stoffe, die wir über die Haut oder die Schleimhaut aufnehmen. Besonders für die Nahrungsaufnahme in der Darmschleimhaut ist sie sehr wichtig.

pisches Bild einer multimorbiden Durchschnittspatientin.

Die Behandlung bestand wie immer vorerst in dem Rat, den Schlafplatz in Ordnung bringen zu lassen. Dies wurde von Frau K. auch sofort umgesetzt. Daneben lag eine Nahrungsmittelallergie vor, die ebenfalls sofort mit Bioresonanztherapie sowie Ernährungsumstellung behandelt wurde. Aber die Rückenschmerzen waren auch durch eine verspannte Rückenmuskulatur sowie Probleme im Magen-Darm-Bereich hervorgerufen worden. Deswegen behandelte Dr. von Rosen mit Schröpfungen der Rückenmuskulatur, Injektionsakupunktur sowie mit homöopathischen Tropfen zum Einnehmen. Außerdem wurde als Basisbehandlung eine Fußreflexzonentherapie sowie Bachblüten für das seelische Gleichgewicht eingesetzt. Nach zwölf Behandlungen fühlte sich Frau K. wesentlich besser. Die Rückenbeschwerden waren zwar noch nicht völlig verschwunden, was bei dem schwerwiegenden Anfangsbefund auch nicht zu erwarten war. Sie waren aber so weit gebessert, dass Frau K. glaubte, ihre weitere Behandlung in Eigenregie durchführen zu können. Sie war über die Zusammenhänge aufgeklärt worden und konnte durch entsprechende Änderung der Lebensweise, Gymnastik sowie Verbesserung von Durchblutung und Lymphstrom im Bauchbereich ihre wieder erworbene Gesundheit nun weitgehend selbst erhalten.

# SCHLUSSWORT

Auf Augenhöhe, so wünscht es sich Ärztekammer-Präsident Jörg-Dietrich Hoppe, sollen die Schulmedizin und die Naturheilkunde miteinander diskutieren. Diskutieren, und nicht streiten. Denn dogmatisches Beharren auf dem jeweiligen Standpunkt schadet vor allem einem: dem Patienten. Und um dessen Wohl geht es ja dem Arzt vor allem – sowohl dem naturheilkundlichen als auch dem schulmedizinisch orientierten.

In diesem Buch wurde gezeigt, dass es sich durchaus lohnt, offen und ohne Vorurteile auf naturheilkundliche Therapien zu setzen. Die Akupunktur, die Homöopathie, das Fasten, die Kneipp'schen Lehren, die ausleitenden Therapien und die Pflanzenheilkunde – für all diese Therapien gibt es mittlerweile eine ganze Menge beeindruckender wissenschaftlicher Nachweise, die zeigen, dass diese Therapieformen bei verschiedenen Krankheiten dem Patienten genauso gut und manchmal auch besser helfen, als eine schulmedizinische Therapie. Das Dialogforum, das Ärztekammer-Präsident Hoppe initiiert hat, hat den schönen Namen „Pluralismus in der Medizin". Auf das vielfältige Behandlungsspektrum der naturheilkundlichen Therapien hinzuweisen und es auch als Patient und Arzt in Erwägung zu ziehen bei der Therapie, das war das Anliegen der Autoren Dr. Jürgen von Rosen und Oliver Schikora.

Dieses Buch stellt sich auch bewusst gegen die Schlussfolgerung, die die Stiftung Warentest in ihrem Buch über naturheilkundliche Therapien gezogen hat. Stiftung Warentest empfiehlt seinen Lesern, im Zweifel der an den Universitäten gelehrten Medizin zu vertrauen und nicht der Naturheilkunde. Es ist sicher nicht falsch, der Schulmedizin auch Vertrauen entgegen zu bringen, da sie unbestreitbare Erfolge aufweist. Wenn sich aber zeigt, dass eine naturheilkundliche Therapie in einer Studie beim Patienten gleich gute Ergebnisse wie eine schulmedizinische Therapie bringt, dann plädieren die Autoren dafür, der Naturheilkunde eine Chance einzuräumen. Gerade in Zeiten knapper Kassen im Gesundheitssystem sollte man die Augen nicht davor verschließen, dass eine naturheilkundliche Behandlung, von einem seriösen naturheilkundlich tätigen Arzt durchgeführt, auch ein enormes Einsparpotenzial bietet. Und der mündige Patient des 21. Jahrhunderts sollte selbstbewusst genug sein, bei der Behandlung seines Leidens auch eine möglichst umfassende und ganzheitliche Behandlung einzufordern.

Die Autoren hoffen, mit diesem Buch einen kleinen positiven Beitrag zur Etablierung der Naturheilkunde im Behandlungsspektrum der modernen Medizin zu leisten. Dem griechischen Philosophen Epiktet wird folgendes Zitat zugeschrieben: „Alles, was der Natur gemäß geschieht, geschieht richtig." Dem ist nichts hinzuzufügen.

# DIE AUTOREN

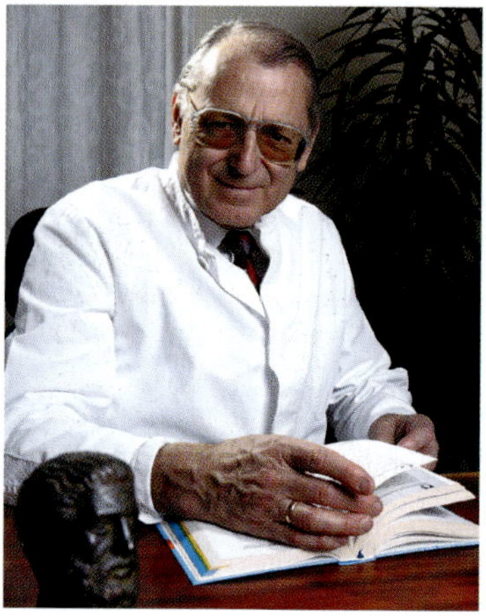

## Dr. med. Jürgen Freiherr von Rosen

Seit gut 40 Jahren steht Dr. med. Jürgen Freiherr von Rosen im Dienste der Gesundheit. Dr. von Rosen, 1938 geboren in Grocholin / Posen, studierte Medizin in Münster, Lausanne und Berlin. Nach dem Staatsexamen durchlief er eine Ausbildung in verschiedenen Bereichen der Medizin, bevor er sich 1971 als praktischer Arzt niederließ. Rund zehn Jahre später eröffnete er eine auf Naturheilkunde spezialisierte Fachklinik in Gersfeld / Rhön.

Überzeugt von den Kräften der Natur behandelt Dr. von Rosen seither in der Schlosspark-Klinik vorwiegend Patienten mit Beschwerden wie Allergien, Rheuma, Magen- und Darmerkrankungen, Migräne und chronischer Müdigkeit. In vielen Fachartikeln und Büchern hat von Rosen seine positiven Erfahrungen mit der Naturheilkunde bereits geschildert. Er ist Initiator und Ausrichter des jährlich stattfindenden Gersfelder Gesundheitstages, der mehrere tausend Besucher aus Deutschland anzieht und jedes Jahr Anfang Mai stattfindet. Außerdem hat der verheiratete Vater dreier erwachsener Kinder die Gesellschaft zur Entwicklung und Förderung der Naturheilkunde e.V. ins Leben gerufen.

In seiner Freizeit wandert von Rosen und nimmt an Marathons und Skilanglauf-Wettbewerben teil.

## Oliver Schikora

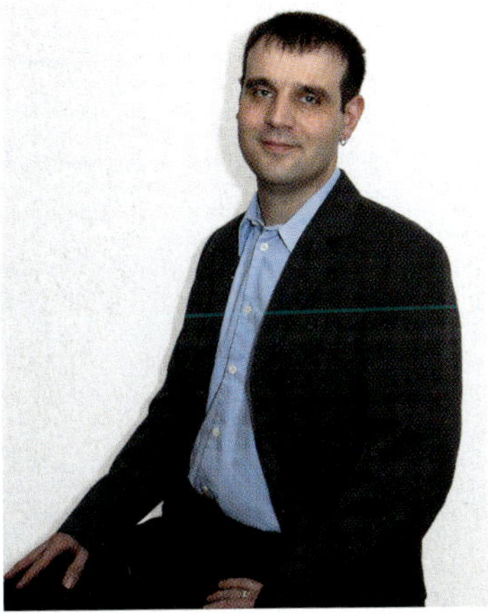

Co-Autor Oliver Schikora arbeitet seit 1993 als Journalist bei verschiedenen Tageszeitungen. Nach seinem Studium der Anglistik, Geschichte und Kommunikationswissenschaften in Bamberg volontierte der 1973 geborene Schikora bei der MAIN-POST in Würzburg, der größten unterfränkischen regionalen Tageszeitung mit einer Auflage von 150 000 Exemplaren. Dort arbeitet er als Redakteur.

In seiner Freizeit ist der begeisterte Fotograf und USA-Liebhaber unter anderem in der in Stuttgart ansässigen Deutschen Zöliakie-Gesellschaft aktiv, die über 30 000 Menschen mit der Autoimmunerkrankung Zöliakie, einer lebenslangen Unverträglichkeit gegen den Getreidekleber Gluten, vertritt.

Er lebt mit seiner Ehefrau Christine im unterfränkischen Münnerstadt.

# QUELLENNACHWEIS

## 1. VERWENDETE SEKUNDÄRLITERATUR

Abele, Johann: „Propädeutik der Humoraltherapie“, Haug-Verlag, Heidelberg, 1992

Aschner, Bernhard: „Konstitutionstherapie“, Haug-Verlag, Heidelberg, 1961

Augustin, M., Schmiedel, V.: „Praxisleitfaden Naturheilkunde: Methoden, Diagnostik, Therapieverfahren in Synopsen“, Gustav Fischer Verlag, Ulm, 1999

Braun H., Frohne, D.: „Heilpflanzenlexikon“, 6. Auflage, Gustav Fischer Verlag, Stuttgart, 1994

Bruch, Cordula (Hg.): „Die große Enzyklopädie Naturheilkunde – Heilmethoden, Wirkungsweisen und Anwendungsgebiete“, DuMont monte Verlag, Köln, 2002

Bühring/Kemper (Hg.): „Naturheilverfahren und unkonventionelle medizinische Richtungen – Grundlagen, Methoden, Nachweissituationen“, Springer-Verlag, Heidelberg, Loseblatt-Systeme, 2005

Bühring, Malte: „Naturheilkunde – Grundlagen, Ideen, Konzepte“, Verlag Urachhaus, Stuttgart, 1991

Buchinger, Otto: „Vom Marinearzt zum Fastenarzt“, Hyperion-Verlag, Freiburg, 1957

Buchinger, Otto: „Das Heilfasten & seine Hilfsmethoden“, 22. Auflage, Hippokrates-Verlag, Stuttgart, 1935

Ernst, E., Pittler, M.H.: „Praxis Naturheilverfahren – evidenzbasierte Komplementärmedizin“, Springer-Verlag, Heidelberg, 2005

Ennet, Diether: „Lexikon der Pflanzenheilkunde“, Hippokrates Verlag, Stuttgart, 1998

Fahrner, H.: „Fasten als Therapie“, Hippokrates-Verlag, Stuttgart, 1995

Glaesel, K.: „Heilung ohne Wunder und Nebenwirkungen“, Labor Glaesel, Konstanz, 1986

Graf, Stefan: „Kursbuch Naturheilkunde und Schulmedizin“, Südwest Verlag, München, 2005

„Harenberg Aktuell 2005“, Das Jahrbuch Nr. 1, 21. Jahrgang, Meyers Lexikonverlag

Hahnemann, Samuel: „Organon der Heilkunst“, 6. Auflage, 1987

Heine, H.: „Lehrbuch der biologischen Medizin“, Hippokrates-Verlag, Stuttgart, 1991

Hiller, Karl, Melzig, Matthias: „Lexikon der Arzneipflanzen und Drogen“, zwei Bände, Spektrum Akademischer Verlag, Heidelberg, 1999

Kiene, H.: „Komplementärmedizin – Schulmedizin – Der Wissenschaftsstreit am Ende des 20. Jahrhunderts“, Verlag Schattauer, Stuttgart, 1996

Loew, D.: „Phytopharmaka in Forschung und klinischer Anwendung“, Steinkopff Verlag, Darmstadt, 1995

Pischinger, A.: „Das System der Grundregulation“, Karl F. Haug Verlag, Heidelberg, 1990

Reckeweg, H.-H.: „Homotoxikologie“, Aurelia-Verlag, 1975

Resch / Gutmann: „Wissenschaftliche Grundlagen der Homöopathie“, O-Verlag, Berg am Starnberger See, 1986

Righetti, Marco: „Forschung in der Homöopathie“, Göttingen, 1988

Von Rosen, Jürgen: „Stufenplan zur Behandlung chronischer Krankheiten“, Karl F. Haug Verlag, Heidelberg, 1993

Von Rosen, Jürgen: „Der Dünndarm, das unbekannte Organ“, Reform-Rundschau, Friedrichsdorf

Von Rosen, Jürgen: „Diagnosen und Therapie nach Franz Xaver Mayr, die sogenannte Mayr-Kur“, Reform-Rundschau, Friedrichsdorf

Saller, Reinhard: „Phytotherapie – klinische, pharmakologische und pharmazeutische Grundlagen“, Haug Verlag, Heidelberg, 1995

Shealy, C. Norman (Hg.): „Das große Buch der alternativen Heilverfahren“, Könemann Verlagsgesellschaft, Köln, 2000

Scheer, Rainer, et al.: „Grundlagen der Misteltherapie: Aktueller Stand der Forschung und klinische Anwendung“, Hippokrates-Verlag, Stuttgart, 1995

Scheer, Rainer, et al.: „Die Mistel in der Tumortherapie – Grundlagenforschung und Klinik“, KVC-Verlag, Essen, 2001

Spencer, John W.: „Complementary alternative medicine – an evidence-based approach“, Mosby Inc, St. Louis (USA), 1999

Stange, Rainer: „Naturheilkunde am Ende des 20. Jahrhunderts“, Hippokrates Verlag, Stuttgart, 2000

Stiftung Warentest: „Handbuch Die andere Medizin“, Berlin, 1996

Stiftung Warentest: „Die andere Medizin – Alternative Heilmethoden für Sie bewertet“, Berlin, 2005

Stöhr, Manfred: „Ärzte, Heiler, Scharlatane: Schulmedizin und alternative Heilverfahren auf dem Prüfstand“, Springer-Verlag, Heidelberg, 2000

Weiss, R.F., Fintelmann, U.: „Lehrbuch der Phytotherapie“, Hippokrates Verlag, Stuttgart, 1999

Worlitschek, M: „Praxis des Säure-Basen-Haushalts“, Karl F. Haug Verlag, Heidelberg, 1991

Zentrum zur Dokumentation für Naturheilverfahren: „Dokumentation der besonderen Therapierichtungen und natürlichen Heilweisen in Europa“, Lüneburg, 1991.

## 2. QUELLENNACHWEIS FÜR VERWENDETE STUDIEN, ZEITUNGS- UND ZEITSCHRIFTENARTIKEL

(nach Kapiteln geordnet)

### NATURHEILKUNDE AUF DEM VORMARSCH

„Das Beste aus beiden Welten“, Artikel in der „Welt“ vom 29. Juni 2005, Seite WR5

„Macht der Masse“, Artikel in der „Welt am Sonntag“ vom 19. Juni, Seite 64

World Health Organization, WHO Global Atlas of traditional complementary and alternative medicine, text volume, Kobe, 2005

„Complementary medicine in Europe“, Fisher P., Ward A., British Medical Journal, 309(6947):107, 1994

„Complementary medicine: Are patient's expectations being met by their general practitioner?“, Himmel W., et al., British Journal General Practitioner, 43(371):232, 1993

„Verständnis und Zusammenarbeit müssen vertieft werden“, Deutsches Ärzteblatt, Jg. 101, Heft 19, 7. Mai 2004

„Nicht repräsentativ“, Artikel aus Deutsches Ärzteblatt, Jg. 101, Heft 18, 30. April 2004

AKUPUNKTUR – DAS GEHEIMNIS DER FEINEN NADELN

„Sensory stimulation promotes normalization of postural control after stroke“, Magnusson, M., Johansson K., Johansson BB., Stroke, 25(6):1176, 1994

„Gezielte Sticheleien“, Artikel aus „Welt am Sonntag“, S. 60, 17. Juli 2005

„Anwärter für den Leistungskatalog“, Artikel aus Deutsches Ärzteblatt, Jg. 102, Heft 17, 29. April 2005

„Akupunktur, das Modellvorhaben“, Bericht zum Modellvorhaben Akupunktur der Techniker Krankenkasse und der dem Modellvorhaben beigetretenen Krankenkassen, Direktor Professor Dr. Stefan Willich, Charité, Universitätsmedizin Berlin, 2005

„Wirksamkeit, Sicherheit und Wirtschaftlichkeit der Akupunktur“, Witt, Claudia, et al., Deutsches Ärzteblatt, 27. Januar 2006, S. 196 - 202

„Akupunktur bei chronischen Schmerzen“, Melchart, Dieter, et al., Deutsches Ärzteblatt, 27. Januar 2006, S. 187 - 195

„Acupoint-specific fMRI patterns in human brain.“, Yan B. et al., Neuroscience Letters 2005

„Controlled trial of acupuncture for chronic daily headache“, Remy R., et al., The Journal of Head and Face Pain, October 2005, Volume 45, Issue 9, Page 1113

„The practice of korean medicine: an overview of clinical trials in acupuncture“, Yong-Suk Kim, Evidence Based Complementary Alternative Medicine, September 2005, 2(3): 325-352

„Real versus sham acupuncture in the treatment of paralysis in acute stroke patients: a CT scan lesion site study“, Naeser, MA, et al., J Neurol rehabil, 6:163, 1992

„Laser acupuncture in the treatment of paralysis in acute stroke patients: a CT scan lesion site study“, Naeser MA, et al., Am J Acupuncture, 23(1):13, 1995

„Acupuncture therapy in allergic rhinitis“, Chari P et al., Am J Acupuncture, 16:143, 1988

„Effect of acupuncture on allergic rhinitis: clinical and laboratory evaluations“, Lau et al., Am J Chin Med, 3:263, 1975

HOMÖOPATHIE – KLEINE KUGELN, GROSSE WIRKUNG

„Zum Stand der Forschung in der Homöopathie", Lüdtke, Rainer, veröffentlicht in: „Naturheilverfahren und unkonventionelle medizinische Richtungen – Grundlagen, Methoden, Nachweissituationen", Springer, Loseblatt-Systeme, 2005

„Stiftung Warentest erklärt 3 000 Jahre Heilwirkung zum Placebo", Pressemitteilung des Bundesverbandes der Pharmazeutischen Industrie e.V., Berlin, 28. September 2005

„Komplementärmedizin nach Qualitätsstandards", Pressemitteilung des Zentralverbands der Ärzte für Naturheilverfahren und Regulationsmedizin e.V., September 2005

„Was wirkt in der Homöopathie?", Dipl.-Stat. R. Lüdtke, Dr. rer. nat. H. Albrecht, Karl und Veronica Carstens-Stiftung, veröffentlicht in: Deutsche Apotheker Zeitung, 145. Jahrgang, Heft 51/52, 22. Dezember 2005

„Homeopathic treatment of children with attention deficit hyperactivity disorder", Frei et al., Swiss Association of Homeopathic Physicians SAHP, Lucerne, Switzerland, PMID 16047154

„Are the clinical effects of homeopathy placebo effects?", Shang et al., Department of Social and Preventive Medicine, University of Berne, Switzerland, PMID 16125589

„Effects of homeopathic treatment on salivary flow rate and subjective symptoms in patients with oral dryness", Haila S. et al., Pori, Finnland, PMID 16060203

„Kritisch-wissenschaftliche Homöopathie, Besonderheiten und ausgewählte Ergebnisse der Forschung in der Homöopathie", Dr. med. Marco Righetti, veröffentlicht in: „Dokumentation der besonderen Therapierichtungen und natürlichen Heilweisen in Europa", Zentrum zur Dokumentation für Naturheilverfahren e.V., Lüneburg, 1991, Band 1, erster Halbband, S. 615 - 621

„Effektivität der Homöopathie – Ergebnisse aus zwei Outcomestudien", Witt C., 2005, Modellprojekt im Auftrag der IKK Hamburg, zitiert aus: Ärzte Zeitung, 17. Oktober 2005

„Is evidence for homeopathy reproducible?", Reilly DT et al., Lancet, 344:1601, 1994

„Is homeopathy a placebo response? Controlled trial of homeopathic potency, with pollen in hay fever as model", Reilly DT et al., Lancet, 2:881, 1986

FASTENKUREN – GESUNDHEIT LIEGT IM DARM

„Fasten/Fastentherapie, Teil 1: Grundlagen und Methodik", Lützner, Helmut, veröffentlicht in: „Naturheilverfahren und unkonventionelle medizinische Richtungen – Grundlagen, Methoden, Nachweissituationen", Springer, Loseblatt-Systeme, 2005

„Im Alter zu fasten, wirkt lebensverlängernd", Ärzte Zeitung, 5. September 2001

„Controlled trial of fasting and one year on a vegetarian diet in rheumatoid arthritis", Kjeldsen-Kragh, J., et al., Lancet, 338, 1991, S. 899-902

„Klinische Studie zur Effizienz einer kombinierten Heilfastenbehandlung als Migränetherapie", Lipecki, R., Würzburg 1990, S. 1 - 53

Karl und Veronica Carstens-Stiftung, Im Stifterverband für die Deutsche Wissenschaft, Essen, 2005: elf kontrollierte Studien, zwei Reviews, insgesamt über 300 Studien

KNEIPP-KUREN – KALTE DUSCHE, WARME FÜßE

„Kneipp-Therapie wirkt", Statements in „Heilbad und Kurort", Zeitschrift des Deutschen Heilbäderverbandes e.V., 57. Jahrgang, Heft 11-12/2005

„Effizienz der Kur bei Herz-Kreislauf-Krankheiten und aktuelle Konsequenzen für das Kurwesen", Professor Dr. Rainer Pelka, et al., veröffentlicht in: „Heilbad und Kurort", Zeitschrift des Deutschen Heilbäderverbandes e.V., 51. Jahrgang, Heft 9-10/99

„Verbesserung der Immunregulation durch Anwendung einer Serie vierwöchigen Wassertretens nach Kneipp", Albrecht, B.H., Halle-Wittenberg, 2003

„Auswirkungen der Kneipp-Kur, einer standardisierten Komplextherapie, auf Schmerz, Lebensqualität und Medikamentenverbrauch, Kohortenstudie mit 1-Jahres-Follow-Up". Leuchtgens, H., Forsch Komplementärmed 6(4), 1999, S. 206-211

„Die komplexe Kur-Übungs Therapie ist bei Bechterew-Patienten wirksam: eine randomisierte kontrollierte Vergleichsstudie", Kleinschmidt J.G., Heilbad und Kur, 2001, 283 - 285

„Kneippanwendungen bei akuten Gichtanfällen", Krammer, Hans, Kneipp-Magazin Österreich, Dezember 2002

„Kontrollierte klinische Studie zum Einfluss der Hydrotherapie auf das Immunsystem der Patienten mit chronisch obstruktiver Bronchitis", Goedsche, Katrin, Georg Thieme Verlag, Stuttgart, 2002

Karl und Veronica Carstens-Stiftung, Im Stifterverband für die Deutsche Wissenschaft, Essen, 2005: acht kontrollierte klinische Studien, ein Review

Europäisches Gesundheitszentrum für Naturheilverfahren, Sebastian Kneipp Institut GmbH, Bad Wörishofen, 2005: zirka 15 000 wissenschaftliche Arbeiten zum Thema Naturheilkunde

SCHRÖPFEN, BLUTEGEL UND ADERLASS – KLEINER RITZ, GROSSE WIRKUNG

„Blutegel lindern Schmerzen von Gonarthrose-Patienten", Ärzte-Zeitung, 24. September 2001

„Leech therapy for symptomatic treatment of knee osteoarthritis: results and implications of a pilot study", Michalsen A., Altern Ther Health Med., 2002 Sep-Oct; 8(5):84-8.

„Kontrollierte Studie zum Aderlass bei klimakterischen Beschwerden", Taubert K., 1990, UMR Witten/Herdecke

„Lowering of body iron stores by blood letting and oxidation resistance of serum lipoproteins", Salonen J.Z., J Intern Med, 237, 1995, S. 161-168

„The effect of withdrawal of food iron fortification in Sweden as studied with phlebotomy in subjects with genetic hemochromatosis", Olsson Ks, Eur J Clin Nutr., 1997, Nov, 51(11): 782-6

Karl und Veronica Carstens-Stiftung, Im Stifterverband für die Deutsche Wissenschaft,

Essen, 2005: sieben kontrollierte Studien zum Themenkomplex Aderlass, 15 zum Themen-Komplex Blutegel

PFLANZENHEILKUNDE – DIE KRAFT DER NATUR

Kompendium Phytopharmaka, Hg. Volker Fintelmann, Kirchheim-Verlag, Mainz, 2004

„Europaweit setzen Krebspatienten auch auf die Phytotherapie", Ärzte Zeitung, 3. Februar 2005

„Safety and efficacy of the long-term adjuvent treatment of primary intermediate to high risk malignant melanoma with a standardized fermented European mistletoe extract", Augustin, M. et al., Arzneimittelforschung, 2005, 55 (1):38-49, zitiert nach: Ärzte Zeitung, 20. September 2005

„Efficacy and tolerability of hypericum extract STW3 in long term treatment with a once daily dosage in comparison with sertraline", Gastpar, M., et al., Pharmacopsychiatry, 38: 78-86 (2005), zitiert nach: Ärzte Zeitung, 11. Oktober 2005

„Meta-analysis of effectiveness and tolerability of treatment of mild to moderate depression with Hypericum perforatum", Röder, C., et al., Fortschr Neurol Psychiat, 2004, 72: 330-43, zitiert nach: Ärzte Zeitung, 8. November 2004

„Acute treatment of moderate to severe depression with hypericum extract WS 5570 (St John's wort): randomised controlled double blind non-inferiority trial versus paroxetine", Szegedi, A., et al., BMJ, Mar 2005, 330:503, zitiert nach: Ärzte Zeitung, 22. Februar 2005

„St. John's wort for depression", Linde K., et al., Cochrane Database Syst Rev., 2005 Apr 18; (2): CD000448

„Vergleichende, placebokontrollierte Studie von Hypericum-Extrakt STW3-VI mit Citalopram bei Patienten mit mittelschwerer Depression", Gastpar, M., Med. Klin., 100:117, 2005

„Mythen und Tatsachen", Misteltherapie bei Krebs, Stiftung Warentest, 10. Oktober 2005

Heilpflanzendatenbank nach Dr. G. Madaus, Datenbank mit 90 Heilpflanzenmonographien inklusive Studienresultaten, 31. August 2005

„Hoch im Kurs – Studien belegen Wunsch nach Phytopharmaka und Homöopathie", Deutsches Ärzteblatt, 26. November 2004

NATURHEILKUNDE IN DER PRAXIS

„Woran die Deutschen leiden – die 100 häufigsten Krankheiten", Apotheken-Umschau, 1. Januar 2006

„Pollen ohne Chance – Was wirklich gegen Heuschnupfen hilft", Apotheken-Umschau, 1. April 2004

„Sanfte Strategien gegen den Krebs", Bio – Gesundheit für Körper, Geist und Seele, August/September, Nr 4/2005